Jean Pütz · Prof. Jan I. Lelley

LEBENSELIXIER PILZE

- vitalisierend
- gesund
- heilend
- potenzsteigernd

vgs

Die Deutsche Bibliothek – CIP-Einheitsaufnahme

Pütz, Jean:
Lebenselixier Pilze: vitalisierend, gesund, heilend, potenzsteigernd /
Jean Pütz; Jan I. Lelley
– 1. Aufl. – Köln – vgs, 2001
(Hobbythek spezial)
ISBN 3-8025-6224-0

Die Vorschläge und Rezepte in diesem Buch sind von Autoren und Verlag nach bestem Wissen und Gewissen sorgfältig erwogen und geprüft. Autoren und Verlag übernehmen keine Haftung für etwaige Personen-, Sach- und Vermögensschäden, die sich aus dem Gebrauch oder Missbrauch der in diesem Buch dargestellten Informationen und Rezepte ergeben.

Bildquellen:
S. 3 rechts, 4 links unten u. rechts unten, 11 oben, 15, 16, 17, 18 oben u. unten, 19 rechts, 20 unten, 23, 25 links, 28, 29, 30, 39, 42, 44 rechts, 46, 47, 50, 54, 57 links, 62, 64, 69, 78, 87: Pictor International;
S. 4 rechts oben, 7, 8, 9 links, 11 unten, 12 unten, 13, 14, 25 rechts, 36, 37, 38, 41, 49, 56, 59, 71, 73, 74, 75, 76, 77, 81, 82, 83, 85: Prof. Jan Lelley; S. 9 rechts: Mauritius - Die Bildagentur; S. 35: Tony Stone Images;
S. 43: Tong Hui, Nantong Tonghui Edible Funguses Trading Centre of Jiangsu China;
S. 45 aus: Icones of Medicinal Fungi from China, Science Press, Beijing, China.

Alle übrigen Fotos: Cornelis Gollhardt, Köln/Stephan Wieland, Düsseldorf.
Grafiken: Designbureau Jochen Kremer/Gabi Mahler, Köln.

1. Auflage 2001

Umschlagfoto: Cornelis Gollhardt, Köln/Stephan Wieland, Düsseldorf
Umschlaggestaltung: Alexander Ziegler, Köln
Redaktion: Alexandra Panz
Lektorat: Brigitte Maier, München
Produktion: Wolfgang Arntz
Satz: Katharina Anhalt/Köln, Achim Münster/Overath
Druck: Westermann Druck, Zwickau
Printed in Germany
ISBN 3-8025-6224-0

Inhalt

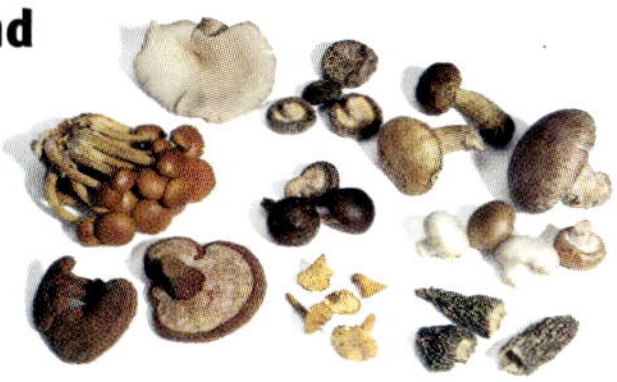

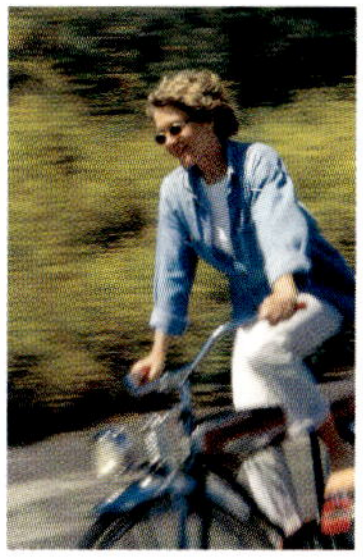

Liebe Leserinnen und Leser,

die Hobbythekbücher sind seit 25 Jahren ein Erfolg sondergleichen. Über 8 Millionen Buchexemplare wurden seitdem verkauft und haben ca. 20 Millionen Leser gefunden, u.a. auch deshalb, weil jede Bücherei, die kundenorientiert ist, die Bücher zur Ausleihe anbietet.

Warum nun ein Buch, das sich ausschließlich den Pilzen widmet?
Nun, einerseits, weil mich Pilze seit jeher fasziniert haben. Bei meinen jugendlichen Streifzügen durch die wunderschönen Luxemburger Wälder waren sie mein bevorzugtes Beobachtungsobjekt. Später erst erfuhr ich, dass das, was man sehen konnte, nur die halbe Wahrheit war. Denn Pilze sind Wesen im Untergrund. Die sichtbaren Fruchtkörper sind nämlich nicht der eigentliche Pilz. Das ist das Myzel, das geheimnisvolle Geflecht, das den Boden oder das Holz durchzieht. Nur wenn es um die Fortpflanzung geht, kommen die Fruchtkörper ins Spiel. Sie bilden in den Lamellen, die sich auf ihrer Unterseite befinden, die Sporen, die den Samen der Pflanzen entsprechen. Diese werden freigesetzt und entwickeln sich zu einem neuen Pilz bzw. Myzel.

Andererseits dokumentiert sich mein Interesse an den Pilzen auch darin, dass wir diesem Thema im allerersten Hobbythekbuch – schon vor 25 Jahren – ein Kapitel gewidmet haben. Schon damals trugen wir entscheidend dazu bei, dass der fantastische Austernpilz in Deutschland immer beliebter wurde – heute findet man ihn in jedem gut sortierten Gemüsegeschäft.
Wir züchteten ihn seinerzeit auf Stroh. In dem vorliegenden Buch haben wir mit vereinfachter Zuchtanleitung dem „Kalbfleisch"-Pilz – wie er auch genannt wird – ebenfalls ein Kapitel gewidmet.
Aber nicht nur ihm.

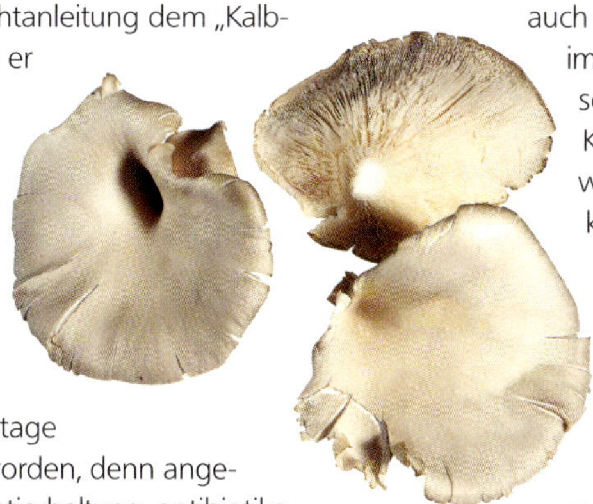

Das Thema Pilze ist gerade heutzutage brandaktuell geworden, denn angesichts der Massentierhaltung, antibiotika- und hormongeschwängerten Fleisches, der BSE-Krise oder der Maul- und Klauenseuche finden wir, dass das Thema – Pilzzucht und Pilzgenuss – erneut ein ganzes Buch wert ist. Weil immer weniger Fleisch gegessen wird und die Menschen sich zunehmend vegetarisch ernähren, liegt es nur nahe, den Speiseplan mit eiweißreichen Pilzen anzureichern. Und damit meinen wir nicht nur die Einheitsware Champignon. Verlieren Sie Ihre Scheu auch vor den etwas exotischeren Vertretern. Diese Scheu gab es nicht immer:
Das sagenumwobene „Männlein im Walde" ist in so manchen Volksmärchen und -liedern verewigt worden. Sein Wachstum wurde mit dem Wirken höherer und niederer Gottheiten in Zusammenhang gebracht oder Hexen, Elfen und selbst dem Teufel in die Schuhe geschoben. Aber trotz einer bis in die Urzeit zurückreichenden negativen Allgemeinbewertung waren Pilze in zwei Bereichen stets geschätzt, gerühmt und begehrt: in der Küchenkunst und in der Medizin.
Mit der fortschreitenden Industrialisierung und der zunehmenden Entfremdung der Menschen von der Natur wurden aber auch die Kenntnisse über Pilze immer rarer. Sie mündeten schließlich in eine, bei den Konsumenten häufig wiederholte Warnung: Man könne zwar jeden Pilz essen, doch manche nur einmal.

Selbst in der modernen Ernährung, mit der wir ja nicht nur satt werden wollen, sondern auch gesund, die uns fit machen und Krankheiten vorbeugen soll, werden Pilze aus Unkenntnis oft relativ wenig berücksichtigt. Dabei sind sie hochwertige Liefe-

ranten für eine Anzahl lebenswichtiger Nährstoffe und steigern darüber hinaus den Genusswert der Speisen erheblich.
Doch Pilze sind nicht nur gesund, sondern haben auch einen überraschenden Nebeneffekt: Sie machen schlank! Denn sie sind kalorienarm und liefern gleichzeitig – wie bereits gesagt – viele lebenswichtige Nährstoffe und eine Menge Ballaststoffe – ideal zur Gewichtsreduktion also. Mit der in diesem Buch ab *Seite 22* vorgestellten Power-Pilz-Diät können Sie ganz einfach schlemmend abnehmen. Überzeugen Sie sich selbst.

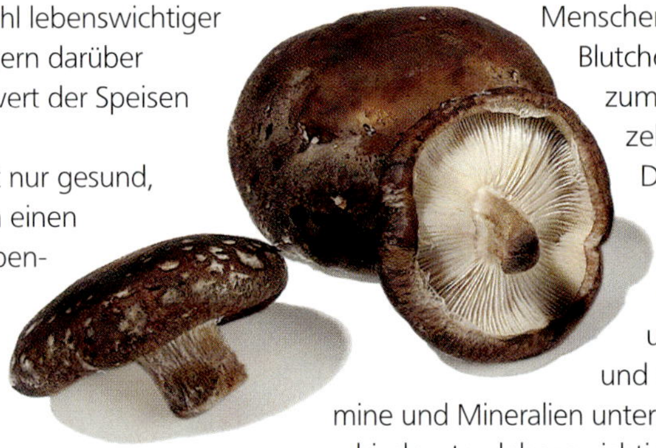

Aber Speisepilze können noch viel mehr: Lange waren die gesundheitlichen Wirkungen von Pilzen bei uns in Vergessenheit geraten. Doch in Ostasien werden ihnen seit Jahrtausenden außergewöhnliche Heilkräfte zugeschrieben. Man nennt sie dort auch „Pflanzen der Unsterblichkeit". In diesem Buch zeigen wir Ihnen, wie Sie die verschiedensten Pilze gegen Beschwerden wie Schlafstörungen, ein geschwächtes Immunsystem oder auch Potenzprobleme u.v.m. anwenden können und dass einige Arten eine blutfettsenkende oder gar krebshemmende Wirkung besitzen. Speisepilze lassen sich z.B. in der Diätetik gezielt gegen bestimmte Erkrankungen einsetzen. Ihr geringer Natriumgehalt, der geringe Puringehalt und der verschwindend kleine Glukosegehalt sind für Bluthochdruckpatienten, Diabetiker und Gichtkranke sehr vorteilhaft. So raten wir Menschen mit hohen Blutcholesterinwerten zum häufigen Verzehr des Shii-take. Der bemerkenswerte Ballaststoffgehalt der Pilze ist verdauungsanregend, und die vielen Vitamine und Mineralien unterstützen die verschiedensten lebenswichtigen Körperfunktionen.
Wir möchten Ihnen in diesem Buch sechs Heilpilze nahebringen: die Chinesische Morchel, den Eichhasen, den Chinesischen Raupenpilz, den Glänzenden Lackporling, den Shii-take und den Maitake, die alle die Kriterien unseres Buchtitels „Lebenselixier Pilze – vitalisierend, gesund, heilend, potenzsteigernd" erfüllen.

Doch die Hobbythek wäre nicht die Hobbythek, wenn wir Sie nicht zum Selbermachen anregen könnten. Wie man Radieschen, Möhren oder auch Erdbeeren zieht, können Sie in vielen Büchern nachlesen. Deshalb haben wir uns etwas ausgedacht, das wesentlich ungewöhnlicher, aber nicht komplizierter ist. Ohne große Mühe kommen Sie zu einer Ernte, mit der Sie noch viele Menschen überraschen können. Mit anderen Worten: Züchten Sie Ihre Pilze doch einmal selbst. Wir stellen Ihnen dazu verschiedene Möglichkeiten vor: auf Holz oder Stroh, mit Körner- oder Stäbchenbrut. Ihre Ernte können Sie direkt in den Kochtopf wandern lassen oder aber zu wirksamen Heilmitteln wie Tees, Extrakte, Tinkturen oder Pulver, verarbeiten. Wie, das erklären wir Ihnen ab *Seite 30*. Wer nicht so viel Zeit zum Selberzüchten oder keinen Platz dazu hat, dem empfehlen wir Fertigkulturen, mit denen die Pilze einfach und unkompliziert auf der Fensterbank wachsen. Sie können die Pilztees, -pulver oder -extrakte aber natürlich auch wie üblich fertig in den Läden beziehen, die traditionell die von uns empfohlenen Produkte führen (Adressen siehe ab *Seite 90*).

Für dieses Buch habe ich mir mit Prof. Jan Lelley einen der qualifiziertesten Pilzexperten Europas an Bord geholt. Er ist Professor für Mykologie (Pilzkunde) an der Universität Bonn und Leiter der Versuchsanstalt für Pilzanbau in Krefeld.

Und jetzt wünsche ich Ihnen viel Spaß beim Lesen unseres Buches und gegebenenfalls bei der Anzucht Ihrer eigenen Pilze, bei der Ernte, Verarbeitung und natürlich dem Verzehr.

Ihr

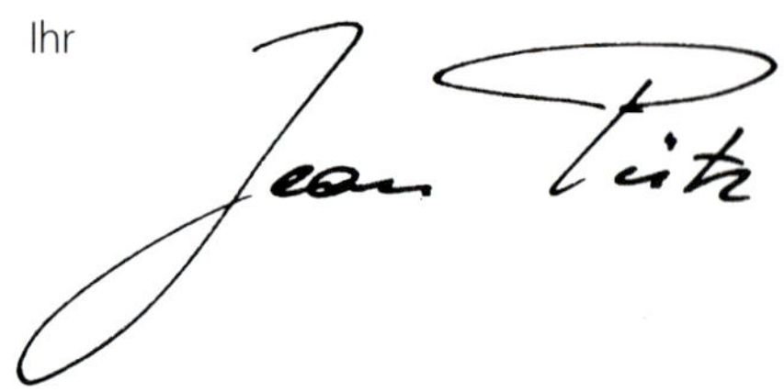

Pilze – Nützlinge seit 30000 Jahren

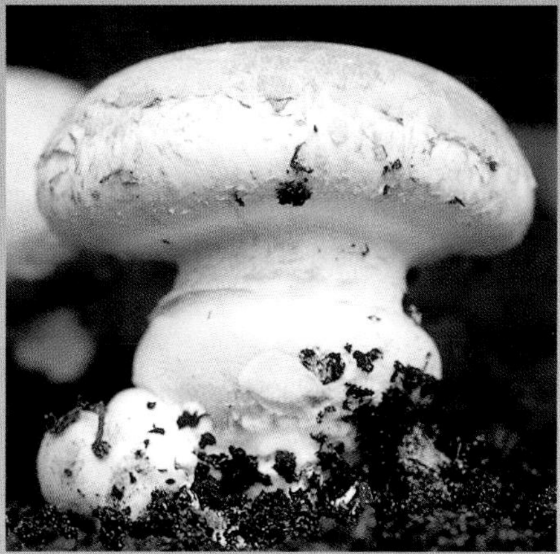

„Orial erreichte die ersten Bäume am Waldrand und blieb dort erstaunt stehen. Aus der ausgedorrten Grasnarbe zwischen den Bäumen ragten diese merkwürdigen Gestalten heraus, die er schon früher des öfteren auf seinen Jagdzügen beobachtet hatte, die ihm jedoch durch ihre sonderbare Gestalt und Farbe Angst eingeflößt hatten. Manche sahen wie kleine Männer, wie Zwerge mit Hut aus. Sie erschienen völlig überraschend und verschwanden ebenso schnell. Orial beobachtete die merkwürdigen Gestalten vor seinen Füßen, dachte an seinen leeren Magen, und so begann langsam der Hunger das Angstgefühl zu überwinden, bis sich Orial kurzentschlossen bückte und eine der Gestalten aus der Erde riss.
Er nahm sie in die Hand, roch daran, biss hinein und fand Geruch und Geschmack angenehm. Da fielen ihm Resta und die hungrigen Kinder ein. Er bückte sich abermals, pflückte und legte eine große Menge dieser merkwürdigen Gewächse auf seine ausgebreitete Fellweste.
Dann eilte er mit der Beute in die Hütte und breitete sie neben dem Feuer auf der Erde aus. Manche fielen in die Glut, verbrannten und verbreiteten dabei einen angenehmen, appetitanregenden Geruch. Resta und die Kinder fielen über die Nahrung her, um ihren quälenden Hunger zu stillen.
Sie aßen diese ‚Waldmännchen' roh, halb angebrannt und gebraten, und sie merkten, wie sich das Gefühl der Sattheit in ihren Leibern verbreitete …"

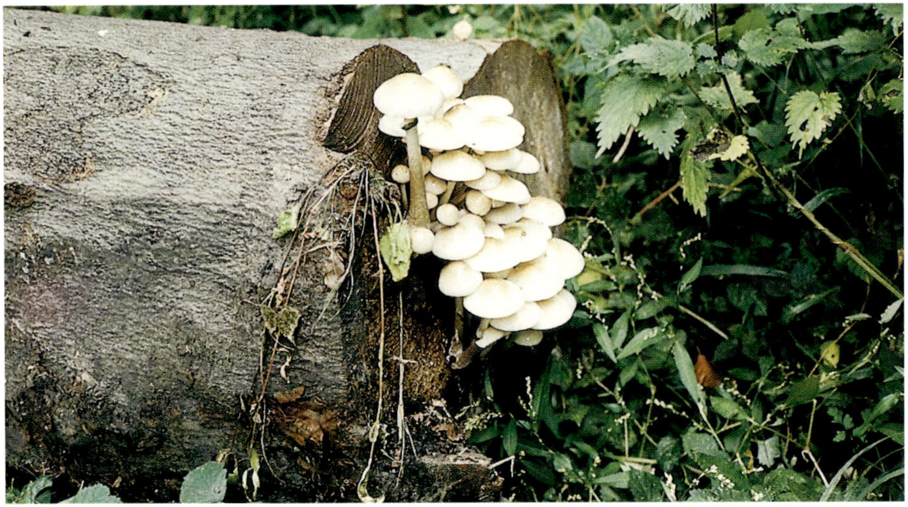

Mit etwa 500 000 Arten in der Luft, im Wasser und im Boden haben Pilze eine sehr große Bedeutung und vor allem eine lange Geschichte.

SO KAM DER MENSCH AUF DEN PILZ

So oder so ähnlich muss es sich abgespielt haben, als unsere Vorfahren vor gut 30 000 Jahren mit den Pilzen Bekanntschaft machten. Schon in grauer Urzeit fielen die Gewächse mit ihrer merkwürdigen Gestalt und den eigenartigen Farben auf. Dass Pilze schon damals genutzt wurden, belegen archäologische Funde in steinzeitlichen Pfahlbausiedlungen in der Schweiz, in der Nähe von Ravensburg, in Württemberg und am Mondsee in Österreich. Dort fand man die Reste von Feuerschwämmen, Stäublingen und Eichenwirrlingen. Der Pilzkonsum hat also wahrscheinlich eine längere Vergangenheit als der Alkoholgenuss.

Doch lange Zeit begegneten die Menschen Pilzen mit Misstrauen oder Ehrfurcht. Man konnte sich nicht erklären, woher diese „Männlein im Walde" mit ihrem dicken Leib und dem runden Hut kamen. Und man begriff noch viel weniger, warum sie ebenso überraschend verschwanden, wie sie gekommen waren.
Es dauerte Jahrtausende, bis sich das wahre Gesicht der Pilze aus Mystik und Aberglauben herausschälte. Abenteuerliche Vorstellungen über Ursprung und Wesen der Pilze wurden erst im Laufe des 19. Jahrhunderts durch eine sachliche Betrachtung abgelöst.

Betrachtungen aus zwei Jahrtausenden

„Sie entspringen nach dem Regen dem Erdreich, und ihr Gift entnehmen sie der Umgebung, von rostendem Eisen, faulenden Substanzen und Schlangen, die das Gift den Pilzen einhauchen."
So dachten Gelehrte der Antike (Nikandros, Plutarch, Ovid, Plinius und andere).

„Pilze sind weder Kräuter noch Wurzeln, weder Blumen noch Samen, sondern nichts anderes als eine überflüssige Feuchtigkeit des Erdreichs, der Bäume, der Hölzer und anderer fauler Dinge, die nur kurze Zeit währen und besonders dann hervorkriechen, wenn es donnert."
So urteilten Gelehrte im Mittelalter und noch bis in das 17. Jahrhundert (Albertus Magnus, Hildegard v. Bingen, Hieronymus Bock, Adamus Lonicerus, Peter Melius und andere).

„Pilze entstehen auf dem Wege der Urzeugung aus Schleim."
Christiaan Hendrik Persoon (1761 – 1836), führender europäischer Mykologe.

„Rostpilze, Mehltaupilze und andere sind nicht etwa Ursachen einer Pflanzenkrankheit, sondern Folgeprodukte des Krankheitsprozesses. Sie sind gewissermaßen Ausdünste der kranken Pflanze."
Franz von Unger, Heilkundedoktor, Stadt- und Landgerichts-Physikus, Professor für Botanik, Zoologie und Landwirtschaft in Graz, später für Anatomie und Physiologie in Wien (1833).

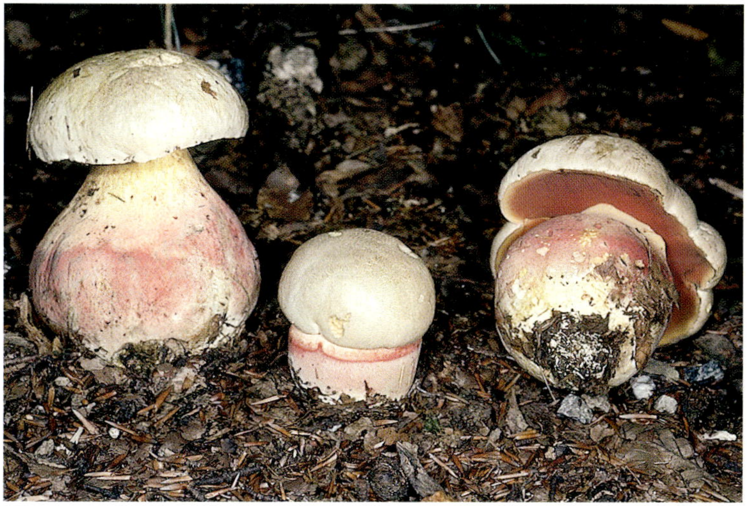

Pilze werden weder den Pflanzen noch den Tieren zugeordnet, sondern bilden ein eigenes Reich im Gefüge der Lebewesen.

PILZE – WEDER PFLANZEN NOCH TIERE

Doch was sind eigentlich Pilze? Wie können diese merkwürdigen Gewächse, die den Menschen offenbar schon in uralten Zeiten als Nahrung dienten, überhaupt eingeordnet werden? Die Antwort ist schlicht: Pilze sind Pilze. Sie sind weder Pflanzen noch Tiere, sondern bilden ein eigenes Reich im Gefüge aller Lebewesen.
Die Diskussion über die Stellung der Pilze verstummte erst vor rund 40 Jahren. Bis dahin haben Generationen von Botanikern die Pilze der Pflanzenwelt zugeordnet.
Mittlerweile ist es jedoch nahezu unumstritten, dass sie eine eigene, wenn auch nicht einheitliche Gruppe unter den so genannten Eukaryonten bilden. Eukaryonten sind Lebewesen, deren Zellen durch einen typischen Zellkern gekennzeichnet sind, wie z. B. die von Einzellern, Pflanzen, Tieren und auch Menschen.

Warum keine Pflanze?

Eines der wichtigsten Argumente für diese neue Zuordnung ist die Tatsache, dass Pilze – ganz im Gegensatz zu Pflanzen – kein Chlorophyll (Blattgrün) besitzen.
Sie sind deshalb nicht in der Lage, Zuckermoleküle mit Hilfe der Photosynthese aus anorganischen Verbindungen zu bilden.
Vielmehr sind sie – wie die Tiere – auf organische Nahrung angewiesen.
Ihr Stoffwechsel basiert auf der so genannten Chemosynthese und steht somit dem tierischen Stoffwechsel nahe.
Pflanzen produzieren organisches Material mit Hilfe von Sonnenenergie aus atmosphärischem Kohlendioxid, sie sind also Produzenten. Pilze dagegen reduzieren selbst den eigenen Körper mit Hilfe ihrer Enzyme nach dem Tod in einfache chemische Verbindungen.
Dieser Prozess führt letztlich erneut zur Bildung von Bodenmineralien. Pilze werden deshalb auch als Reduzenten bezeichnet und ergänzen im Kreislauf der Materie die Funktion der Pflanzen. Hinzu kommt, dass Pilze so genannte Exoenzyme bilden, die durch die Zellwand in die Umgebung gelangen und die Nährstoffaufbereitung bzw. -verflüssigung außerhalb erledigen. Von den Pilzzellen wird danach die vorverdaute, verflüssigte Nahrung resorbiert.

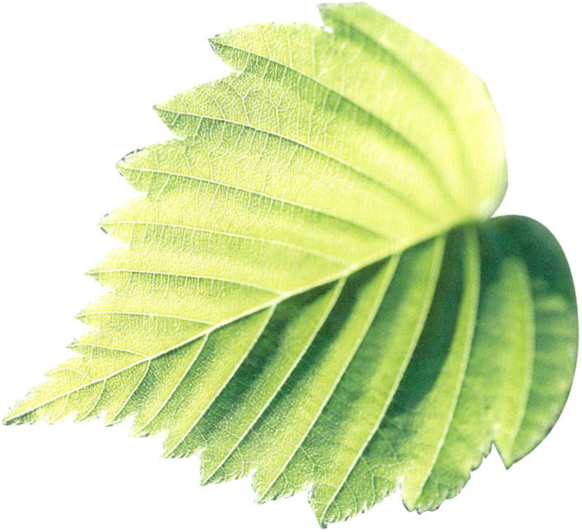

In den Blättern produzieren die Pflanzen mit Hilfe der Sonnenenergie aus Kohlendioxid organisches Material.

Tierische Eigenheiten

Ein weiteres wichtiges Argument ist, dass die Pflanzenzellwand primär aus Cellulose und Lignin besteht, während die der meisten Pilze neben Hemicellulose auch noch Chitin enthält. Chitin ist ein Baustoff aus der Tierwelt und bildet den Hauptbestandteil der Körperhülle von Krebsen, Spinnen und Insekten.

Schließlich sollte noch eine genetische Eigenart der Pilze erwähnt werden: Im Gegensatz zu den Pflanzen und Tieren besitzen sie in den Zellkernen ihres Geflechts nur die halbe Chromosomenzahl. Sie sind haploid. Die komplette Chromosomenzahl tritt nur in der kurzen sexuellen Phase, nämlich bei der Fruchtbildung ein. Hierin unterscheiden sich Pilze von allen anderen Lebewesen, mit Ausnahme der Moose.

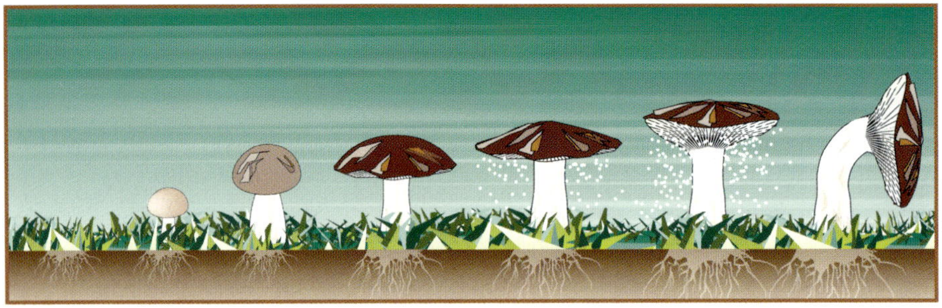

Entwicklungszyklus eines Pilzfruchtkörpers.

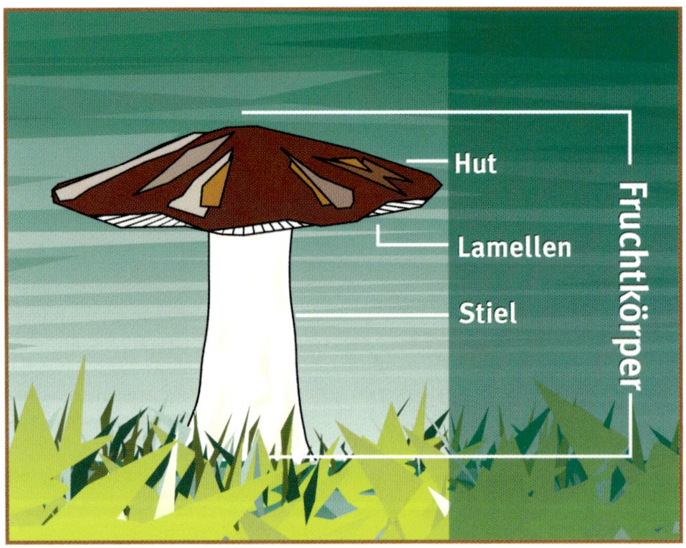

Der oberirdische Teil eines Pilzes besteht aus Hut und Stiel, die zusammen den Fruchtkörper bilden.

AUFBAU UND FUNKTION DER PILZE

Wenn man als Laie über Pilze spricht, meint man im Allgemeinen den Hut mit Stiel, der im Wald oder auf der Wiese steht. Aber ganz so einfach ist es nicht mit diesen Gewächsen. Denn das Sichtbare ist nur der Fruchtkörper, der eigentliche Pilz ist für uns meist unsichtbar. Pilze bestehen nämlich aus drei wichtigen Teilen, von denen der Hut nur einer ist. Die anderen beiden Teile sind das Geflecht (Myzel) und die Pilzfäden (Hyphen). Geflecht und Fäden sind allerdings in der Natur sehr selten zu beobachten, da sie in der Nährgrundlage des Pilzes (Holz, Erde, Kompost u. a.) verborgen sind.

Der Fruchtkörper

Der oberirdische Teil eines Pilzes besteht außer aus dem Hut auch noch aus dem Stiel, beide zusammen werden dann Fruchtkörper genannt. Der Vollständigkeit halber sei hier noch erwähnt, dass es auch Pilze gibt, die keinen Hut, andere wieder, die keinen Stiel oder weder Hut noch Stiel besitzen. Manche fristen sogar ihr ganzes Leben unterirdisch. Zu ihnen gehört z. B. auch die Königin der Pilze, der Traum aller Gourmets, die Trüffel.

Welche Funktion hat der Pilzfruchtkörper? An der Unterseite des Hutes befinden sich dünne Lamellen oder Röhren (ähnlich den Bienenwaben). Sie sind die Träger der Sporen, der Fortpflanzungsorgane der Pilze. Die Sporen, die man mit den Samen der Pflanzen vergleichen kann, sind so klein, dass sie nur unter dem Mikroskop, bei 200- bis 400facher Vergrößerung, zu sehen sind. Entsprechend ihrer Größe sind sie sehr

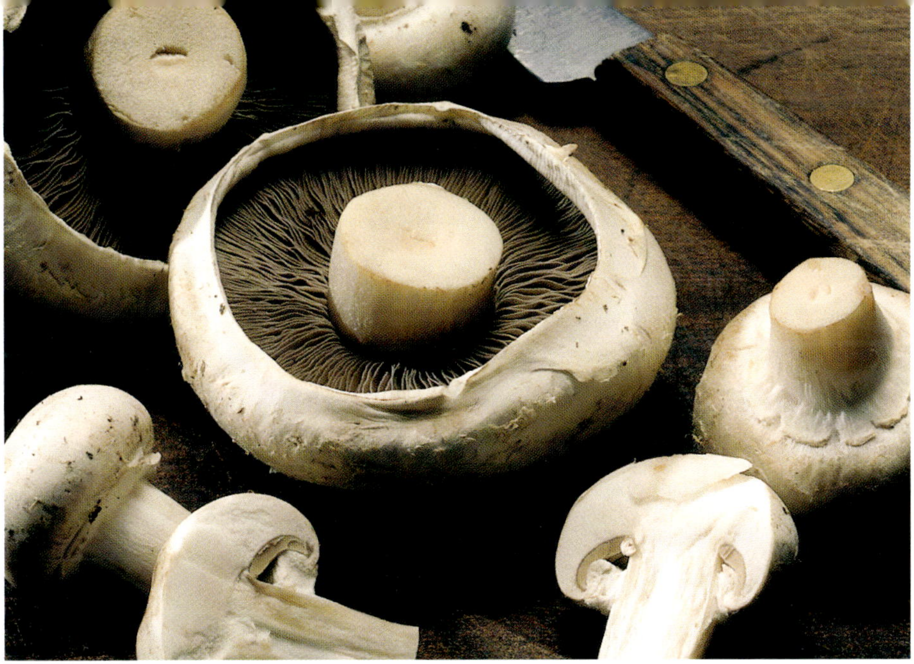

An der Unterseite des Hutes befinden sich dünne Lamellen oder Röhren. Sie sind Träger der Sporen, der Fortpflanzungsorgane der Pilze.

und könnte mit dichten Spinnweben verglichen werden. Es gibt verschiedene Myzelarten, die sich sowohl im Aufbau als auch in der Funktion unterscheiden.
Die Hauptaufgabe des Myzels ist die Speicherung der Nährstoffe, die später für die Entwicklung des Fruchtkörpers benötigt werden. Das Myzel ist das Organ, aus dem die Fruchtkörper hervorgehen, also der eigentliche Pilzkörper.

Die Hyphen

Die einzelnen Hyphen sind so dünn, dass man sie mit dem bloßen Auge nicht sehen kann. Sie durchziehen die gesamte Nährgrundlage, wobei ihre Hauptaufgabe Nährstoffaufnahme und -transport ist. Wegen dieser Funktion werden Hyphen auch oft mit den Feinwurzeln der Pflanzen verglichen.

leicht und können von der geringsten Luftbewegung weit davongetragen werden.
Die Sporen lösen sich nach der Reife von den Lamellen oder Röhren. Gelangen sie auf einen geeigneten Nährboden, wo es warm und feucht ist, keimen sie aus und bilden schließlich eine neue Pilzkolonie.
Um die Fortpflanzung der Pilze auch unter widrigen Bedingungen sicherzustellen, werden Sporen in unvorstellbar großen Mengen produziert. In einem Fruchtkörper des Wiesenchampignons entstehen beispielsweise durchschnittlich 40 Millionen Sporen.

Das Myzel

Unterhalb des Pilzfruchtkörpers, in der oberen Schicht der Nährgrundlage, befindet sich das Myzel. Es besteht aus einem mehr oder weniger üppigen Geflecht dünner Fäden

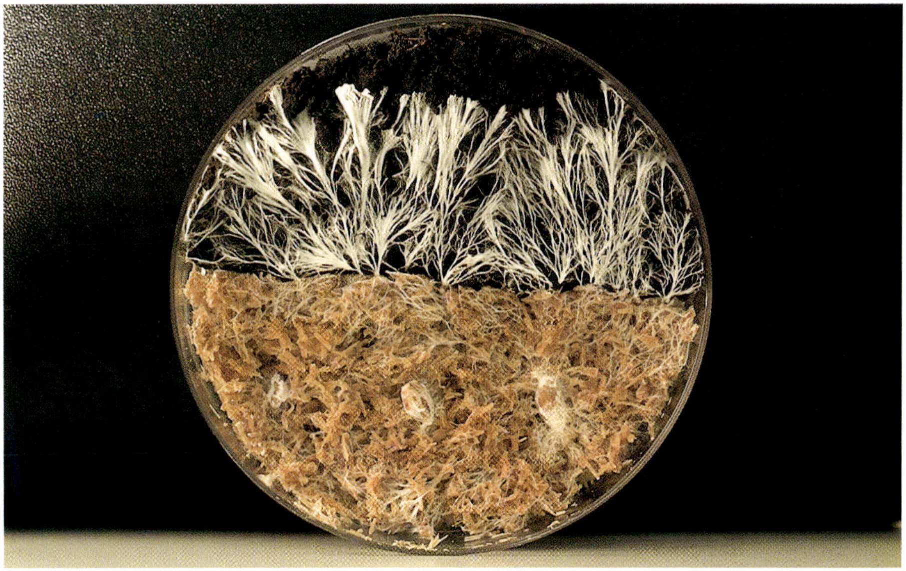

Das Myzel besteht aus einem mehr oder weniger üppigen Geflecht dünner Fäden und ist der eigentliche Pilz.

Man kann Hutpilze mit Bäumen vergleichen: Dabei entspricht der Fruchtkörper den Blüten und Früchten, das Myzel dem Stamm und die Hyphen dem Wurzelwerk des Baumes.

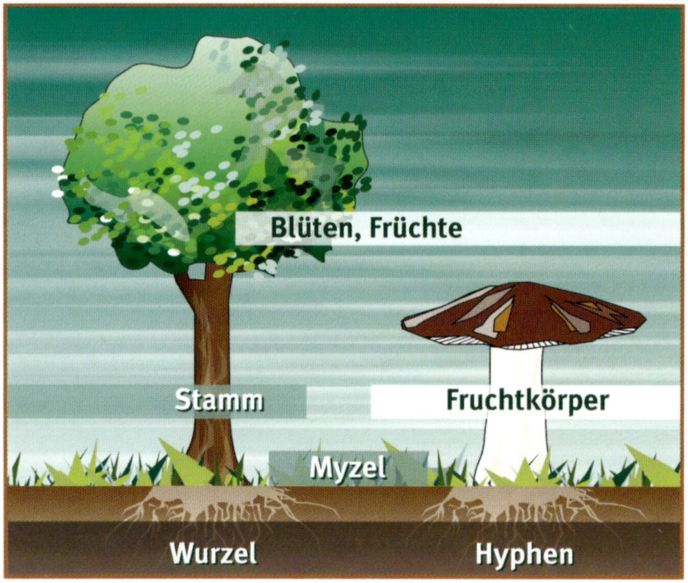

Ob schon der prähistorische Gletschermann Ötzi die neben seiner Mumie gefundenen Pilze (Birkenporlinge) als Medizin benutzte, um mit ihnen seine gelegentlich quälenden Leibschmerzen zu lindern, ist nicht eindeutig bewiesen, aber denkbar. Fakt ist dagegen, dass Ärzte der Antike wie Plinius, Dioskurides, Galenos und Scribonius Largus die Heilwirkung mancher Pilze bereits kannten. Diese Naturforscher bemühten sich um die Verbreitung des Wissens über den Gebrauch von Pilzen in der Heilkunde. Auch die Vertreter der mittelalterlichen Mönchs- und Klostermedizin haben sich mit diesem Thema beschäftigt. Bei Kassiodorus, Paulus von Aegina und Baedanus finden wir Hinweise auf die Heilwirkung der Pilze, ebenso später bei den Autoren der berühmten Kräuterbücher der Neuzeit wie Hieronymus Bock, Peter Melius und Adamus Lonicerus.

Mit etwas Fantasie kann man Hutpilze mit Bäumen vergleichen. Dabei entspricht der Fruchtkörper den Blüten und Früchten, das Myzel dem Stamm und die Hyphen dem Wurzelwerk des Baumes.

GERÜHMT, VERGESSEN, WIEDERENTDECKT – HEILPILZE IM ABENDLAND

Das sagenumwobene „Männlein im Walde" ist in so manchen Volksmärchen und -liedern verewigt worden. Sein Wachstum wurde mit dem Wirken höherer und niederer Gottheiten in Zusammenhang gebracht oder Hexen, Elfen und selbst dem Teufel in die Schuhe geschoben. Aber trotz einer bis in die Urzeit zurückreichenden negativen Allgemeinbewertung waren Pilze in zwei Bereichen stets geschätzt, gerühmt und begehrt: in der Küchenkunst und in der Medizin.

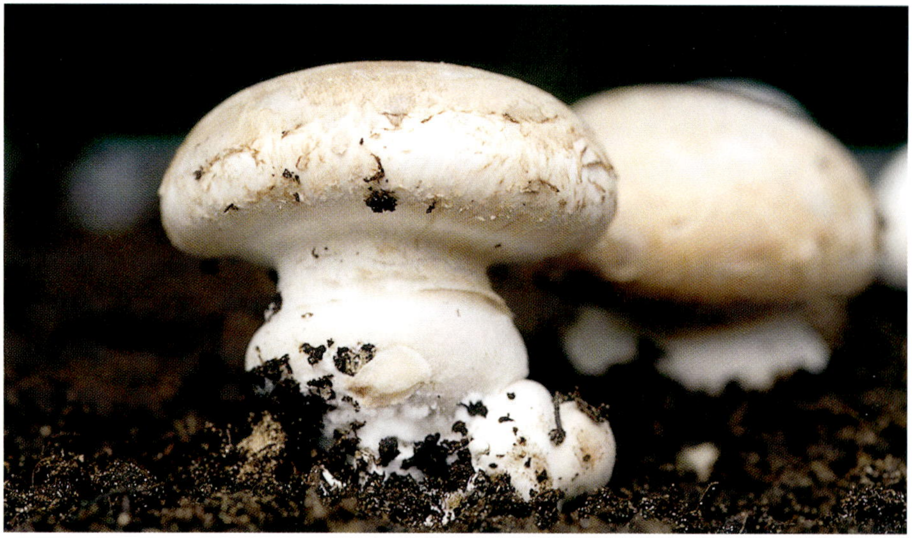

Die Heilwirkung der Pilze geriet im Abendland weitgehend in Vergessenheit und erfährt erst langsam wieder eine Renaissance.

Allheilmittel Agaricum

Der bekannteste Heilpilz der Antike, der Lärchenporling *(Laricifomes officinalis)*, galt geradezu als Allheilmittel. Er fand unter der Bezeichnung *Agaricum* in zahlreiche Therapievorschläge Eingang.
Allein Plinius der Ältere (Gaius Plinius Secundus 23–79 n. Chr.) erwähnt mindestens 15 verschiedene Indikationen.
So empfahl er das Agaricum, in Wein eingenommen:

- gegen Spinnen- und Skorpionbiss
- als leichtes Abführmittel
- gegen Störungen der Milz
- zur Behandlung von Harnzwang
- gegen Tuberkulose
- gegen Magenverstimmung
- gegen Wassersucht
- gegen Gelbsucht
- für die Heilung von Quetschungen und Blutergüssen

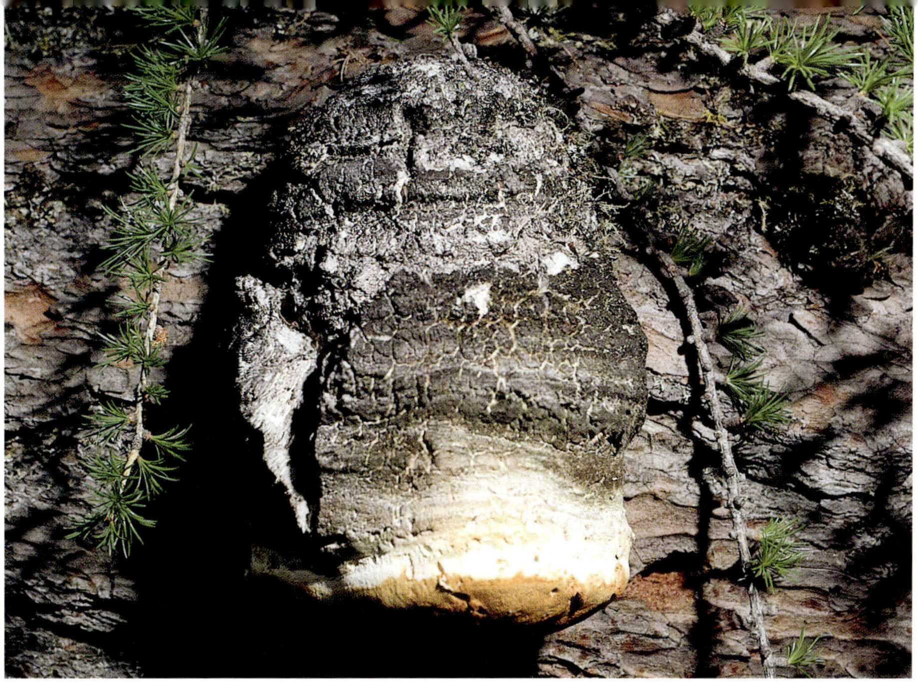

Der Lärchenporling, ein Parasit der Lärche und anderer Nadelhölzer, ist das Agaricum der antiken Römer.

Auch aus der Zeit der mittelalterlichen Mönchs- und Klostermedizin, speziell aus dem Lorscher Arzneibuch, dem so genannten „Codex manuscriptus medicinalis I" von 795, sind uns einige Zubereitungen bekannt, die unter anderem Agaricum enthalten.
In späteren Jahrhunderten, bis zum Beginn der Industrialisierung, wandte man in der abendländischen Volksheilkunde sogar eine ganze Anzahl verschiedener Pilze an. In der Tabelle von *Seite 14* finden Sie eine Auswahl jener Pilze, die um die Zeit des Dreißigjährigen Kriegs in Deutschland gebräuchlich waren.

Vergessene Schätze

Das Wissen über die Heilwirkung der Pilze geriet im Abendland leider in Vergessenheit. Gleichzeitig boomt in jüngster Zeit die Kräutermedizin, die Verwendung von Heilpflanzen in Ärztepraxen, bei Heilpraktikern und in der Selbstmedikation. Für die negative Entwicklung bei den Heilpilzen gibt es eine einleuchtende Erklärung: Bis vor wenigen Jahrzehnten wusste man bei uns noch nicht, wie Pilze – von Champignons einmal abgesehen – angebaut werden. Dadurch entzogen sich Heilpilze, im Gegensatz zu den Heilkräutern, einer industriellen Verwertung und haben in der modernen, syntheseorientierten pharmazeutischen Industrie bisher noch keinen Platz erhalten.

Völlig anders verlief die Entwicklung der Heilpilzkunde in Ostasien, hauptsächlich in China, Japan und Korea. Dort existieren Tradition und Moderne friedlich nebeneinander. In Asien wird eine Fülle von Pilzen – zum Teil seit Jahrhunderten – kultiviert. Entsprechend werden auch Berichte über Wirkung und Verwendung der Heilpilze in Vergangenheit und Gegenwart veröffentlicht. Den Kranken kommt die uralte Tradition der Naturärzte, in enger Verknüpfung mit den Ergebnissen moderner Schulmedizin, zugute.

Heilpilze im Abendland Traditionelle Therapien zur Zeit des Dreißigjährigen Kriegs		
Name der verwendeten Pilze	**Volkstümlicher Name**	**Therapie-Vorschläge**
Echter Zunderschwamm *(Fomes fomentarius)*	Blut-, Wund-, Feuerschwamm	zur Blutstillung
Lärchenporling *(Laricifomes officinals)*	Apotheker-, Purglerschwamm	bei Brustleiden, zur Blutstillung, als Abführmittel
Riesenbovist *(Langermannia gigantea)*	Bubenfist Wolfsfurz	zur Blutstillung
Judasohr *(Auricularia auricula judae)*	Oge-Schwüml	bei Augenentzündung, gegen Hals- und Rachenleiden
Fliegenpilz *(Amanita muscaria)*	Giftblume	bei bösartigen Geschwüren, gegen Nervenleiden
Hirschtrüffel *(Elaphomyces cervinus)*	Hirschbruns	bei Schwächezustand, als Aphrodisiakum und Brunstmittel für das Vieh
Stinkmorchel *(Phallus impudicus)*	Gichtmorchel Gichtschwamm	bei Gicht
Satanspilz *(Boletus satanas)*	Kuhfotzen Blutpilz	bei Ruhr sowie Gallen- und Leberleiden
Pfeffermilchling *(Lactarius piperatus)*		bei Nieren- und Blasenleiden
Hallimasch *(Armillaria mellea)*	Hell im Arsch	als Abführmittel

nach Molitoris 1978, ergänzt

DIE VERBOTENEN PILZE

Geheimnisumwittert und bei manchen besonders begehrt waren und sind halluzinogene Pilze. Man nennt sie halluzinogen, weil sie Substanzen enthalten, die auf die Psyche des Menschen wirken. Bereits in geringen Mengen können sie eine Bewusstseinsausweitung, ein verändertes Erleben der äußeren und inneren Welt und den zeitweisen Verlust der Selbstkontrolle hervorrufen. Deshalb gelten sie als Droge, ihr Besitz und Genuss fällt in Deutschland unter das Drogengesetz und wird entsprechend geahndet.

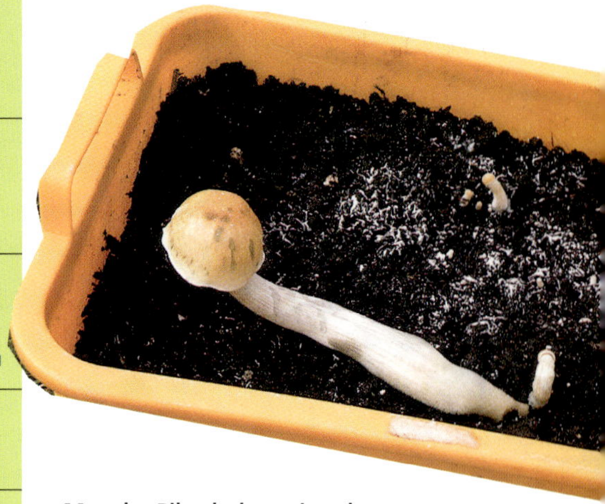

Manche Pilze haben eine drogenartige Wirkung und fallen unter das Drogengesetz. Sie werden als halluzinogen bezeichnet, da sie Einfluss auf die menschliche Psyche haben. Hier *Psilocybe cubensis* in Kultur.

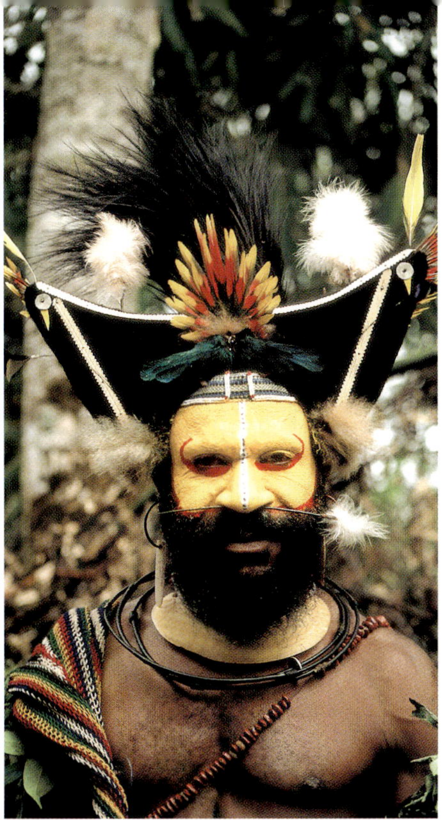

Der Schamane ist ein religiöser Mittler zwischen den Menschen und dem Jenseits. Er bedient sich der halluzinogenen Wirkung – unter anderem von Pilzen –, um sich in einen tranceartigen Zustand zu versetzen.

Dabei galten halluzinogene Pilze bei vielen Naturvölkern weltweit als wichtiges Heilmittel. Selbst der Geheimkult der alten Griechen setzte sie ein. Manche Pilze, z. B. *Psilocybe mexicana* oder *Psilocybe cubensis*, die auch mexikanische Zauberpilze genannt werden, sollen in entlegenen dörflichen Gemeinschaften noch heute zur Wahrheitsfindung dienen.

Therapeutische Erfolge

Auch die moderne Psychotherapie bediente sich noch bis zu Beginn der 70er-Jahre sehr erfolgreich der halluzinogenen Pilze bzw. ihres Wirkstoffes Psilocybin. Bei neurotischen Erkrankungen, bei denen herkömmliche Behandlungsmethoden höchstens zu 30 % der Fälle eine Verbesserung bewirken, führte der Einsatz von Pilzdrogen zu einer Verdoppelung der Erfolgsquote.
Trotz der medizinischen Erfolge mit halluzinogenen Pilzen lief vor etwa 40 Jahren eine weltweite Kampagne gegen sie an. Man führte dabei auch Argumente hinsichtlich ihrer Wirkung ins Feld, die vollends aus der Luft gegriffen waren. Die Gegenargumentation der Psychotherapeuten hat ihr Ziel nicht erreicht. Man verbot die halluzinogenen Pilze 1966 zunächst in den USA und bis Mitte der 70er-Jahre überall in Europa. Diese Entwicklung wird von fachkundigen Wissenschaftlern nicht nur bedauert, sondern als beispielloser Rückschritt in der Medizingeschichte bezeichnet.

Einsatz halluzinogener Pilze in der zeremoniellen Heilung

Pilzart	Halluzinogen wirksame Substanzen
Fliegenpilz *(Amanita muscaria)*	Ibotensäure Muscimol, Muscason
Verwendung bei finnisch-ugrischen Völkerstämmen in West- und Ostsibirien, bei manchen athabaskischen Völkern in Nordamerika. Die altindische Rauschdroge SOMA soll aus Fliegenpilz bestehen.	
Gi-i-Wa *(Lycoperdon marginatum)*	unbekannt
Gi-i-Sa-Wa *(L. mixtecorum)*	unbekannt
Verwendung in Mexiko.	
Mutterkorn *(Claviceps purpurea, C. paspali)*	Ergolink-Alkaloide, LSD-Abkömmling
Verwendung in Griechenland, in den altgriechischen eleusinischen Mysterien (Geheimkult im alten Athen).	
Nonda *(Boletus sp.)*	unbekannt
Nonda Mbolbe *(Heimiella sp.)*	unbekannt
Nonda Mos *(Russula sp.)*	Stearinsäure, Ibotensäure, Muscimol
Verwendung bei den Naturvölkern in Neuguinea.	
Teonanacatl *(Conocybe siligenoides, Psilocybe sp.)*	Psilocybin
To-shka *(Panaeolus sphinctrinus)*	Psilocin
Hongo de San Isidro *(Stropharia cubensis)*	
Verwendung in Mittelamerika, für mythologischen und sakramentalen Gebrauch sowie für Wahrsagekunst und Heilzeremonien.	
nach Schultes & Hofmann, 1996	

Die „Götterspeise" der Gladiatoren

Seit Menschengedenken waren Pilze neben der Verwendung als Medizin auch in der Küchenkunst begehrt und geschätzt. Schon früh wurden Pilze in der Küche äußerst vielseitig eingesetzt und zubereitet. Die Römer benutzten bereits spezielle Silbergefäße für die Zubereitung der Pilze, die man *boletaria* nannte.
Am liebsten aß man den Kaiserling, den Steinpilz und zu besonderen Anlässen die Trüffel.
Natürlich wusste man zur damaligen Zeit kaum etwas über den Nährwert der Pilze und schon gar nichts über ihre zahlreichen bioaktiven Substanzen.
Allein der Geschmack war entscheidend, und der hat manchen Schöngeist und Poeten zu begeisterten Äußerungen verleitet.

Als Beleg für die hohe Wertschätzung, die Römer den Leckerbissen entgegenbrachten, sei ein Epigramm des Marcus Valerius Martial (1. Jahrhundert n. Chr.) zitiert:

„Silber und Gold, Mantel und Toga kann man leicht verschenken, schwer aber ist es, auf Pilze zu verzichten."

Im Mittelalter und in der Neuzeit ließ die Begeisterung für Pilzmahlzeiten nach, die allgemeine Einstellung nahm vorsichtige und zurückhaltende Züge an. Bezeichnend dafür ist ein Zitat aus dem Leipziger Kochbuch von 1745:

„Schwämme allerlei Sorten seien besser gelassen als genossen, doch sind unter denenselben die Morcheln, Dornschwündern, Händerlinge und Reißken noch die besten."

So nimmt es auch kein Wunder, dass mit der fortschreitenden Industrialisierung und der zunehmenden Entfremdung der Menschen von der Natur auch die Kenntnisse über Pilze immer rarer wurden.
Sie mündeten schließlich in eine, bei den Konsumenten häufig wiederholte Warnung: Man könne zwar jeden Pilz essen, doch manche nur einmal.
Selbst in der modernen Ernährung mit dem Ziel der Gesundheitsförderung und Krankheitsvorbeugung werden Pilze aus Unkenntnis oft relativ wenig berücksichtigt. Dabei sind sie hochwertige Lieferanten für eine Anzahl lebenswichtiger Nährstoffe und steigern darüber hinaus den Genusswert der Speisen erheblich.

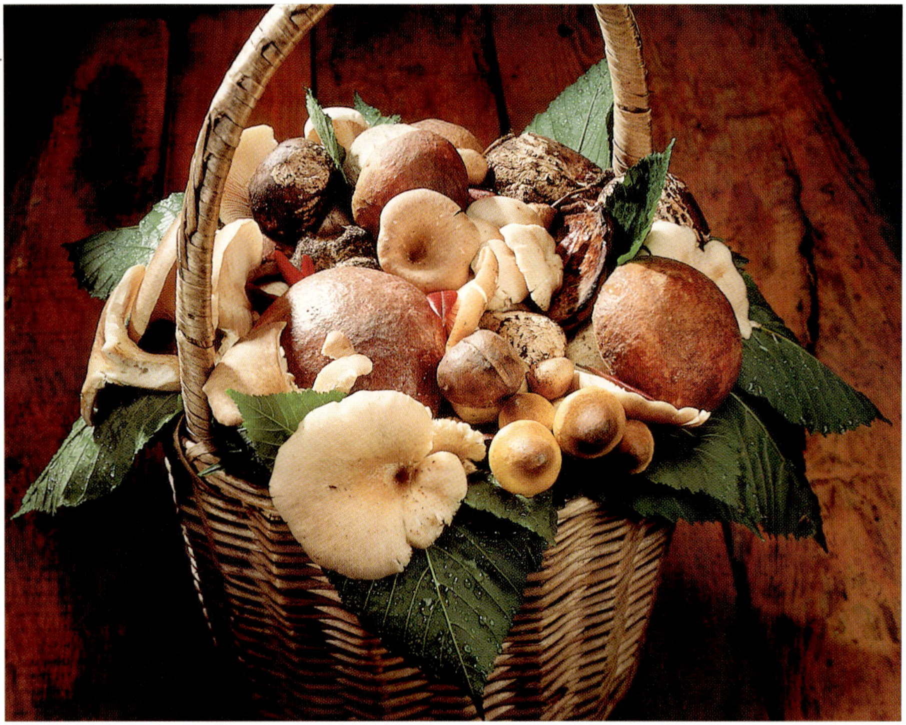

Seit Jahrtausenden nutzt der Mensch den Pilz als Nahrungs- und als Heilmittel.

Mit Pilzen Krankheiten vorbeugen

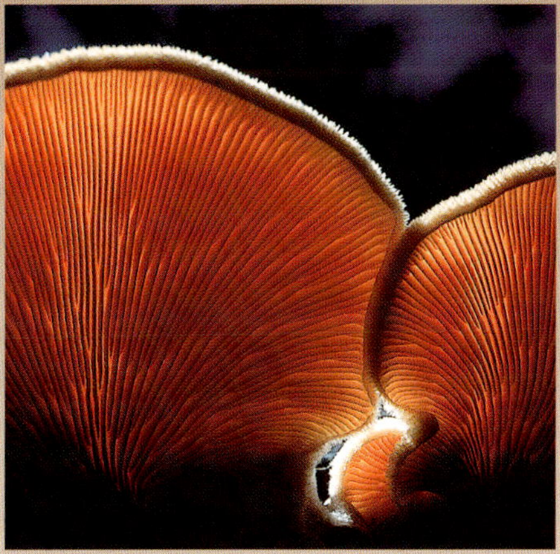

Die Ernährungsgewohnheiten der deutschen Bevölkerung haben sich ohne Zweifel im Verlauf dieses Jahrhunderts erheblich verändert. Der entscheidende Wandel beim Nahrungsmittelverbrauch ging mit dem Wirtschaftswunder in den 50er- und 60er-Jahren einher. Der Trend ging weg vom – sehr gesunden – Arme-Leute-Essen mit viel Kartoffeln, Brot und Gemüse, hin zu einem höheren Verzehr tierischer Erzeugnisse. Täglich ein Stück Fleisch auf dem Teller, das ist bei uns fast ein Muss. Mit den veränderten Ernährungsgewohnheiten traten neue Gesundheitsprobleme auf. Der überreichlichen Aufnahme von Kalorien, Fett, sprich gesättigte Fettsäuren, von Cholesterin, Alkohol, Purinen und Kochsalz stehen Defizite an Ballaststoffen, verschiedenen Mineralstoffen (Kalzium, Kalium, Magnesium), Spurenelementen (Jod, Eisen) und Vitaminen (Folsäure, Vitamin B_1, Vitamin B_2, Vitamin D, antioxidative Vitamine) gegenüber. Die Folgen sind typische Wohlstandserkrankungen: Übergewicht, Fettstoffwechselstörungen, Diabetes mellitus und erhöhte Harnsäurekonzentration im Blut sowie Schilddrüsen-Funktionsstörungen, Osteoporose und Blutarmut als Ausdruck des Mangels im Überfluss.
Ernährungsbedingte Erkrankungen belasten nach Angaben von Experten das Gesundheitssystem mit Kosten von 100 bis 120 Mrd. DM im Jahr.

Ziel der Ernährungsaufklärung muss es daher sein, die Verbraucher unter anderem zu einem gesteigerten Verbrauch von pflanzlichen Lebensmitteln wie Gemüse, Kartoffeln, Obst und Vollkornerzeugnisse zu bewegen.

Besonders zu empfehlen sind dabei die Pilze. Kulturchampignons sind dafür ein besonders gutes Beispiel, da sie

- äußerst kalorien- und fettarm sind,
- kein Cholesterin enthalten,
- mäßigen Gehalt an Purinen haben,
- natriumarm sind,
- ballaststoffreich sind,
- reichlich lebenswichtige Nährstoffe wie Kalium, Vitamin D, Vitamin K, Vitamine der B-Gruppe enthalten.

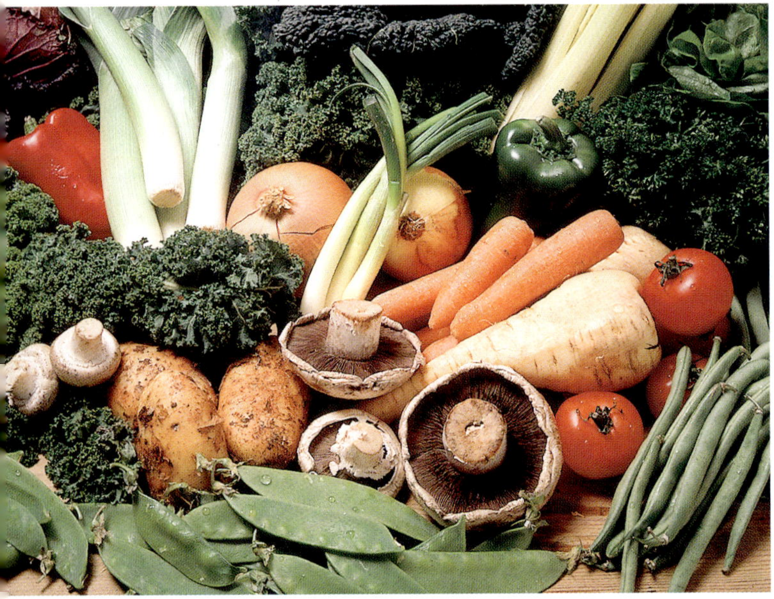

Pilze sind erstklassige Lieferanten lebenswichtiger Vitamine. Darüber hinaus haben sie bei vielen Krankheiten einen positiven Einfluss.

WER PILZE ISST, LEBT LÄNGER

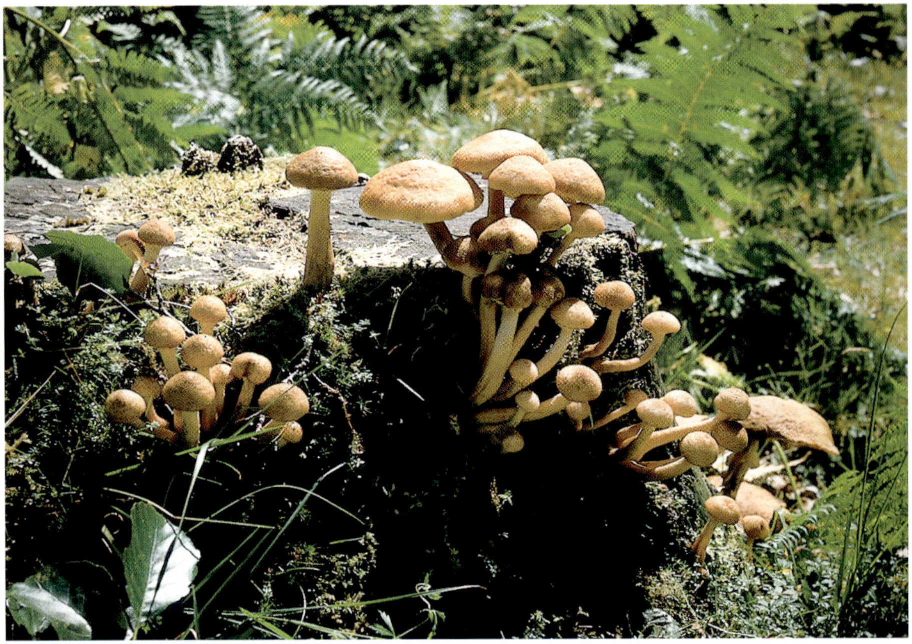

Es ist seit geraumer Zeit bekannt, dass die Ernährung eine wichtige Stütze der Gesundheit ist. Bereits antike Gelehrte brachten die Kochkunst mit der Heilkunde in Verbindung. Galenos (129–199 n. Chr.), der Arzt der Gladiatorenschule von Pergamon und spätere Leibarzt von Marc Aurel, war überzeugt: „Ich will nicht, dass ein Medikus in der Kochkunst ganz unerfahren sei." Dabei bezog er sich auf seinen griechischen Kollegen Hippokrates (um 460 v. Chr.), der empfahl: „Man sollte sich nicht ganz satt essen, man sollte vielmehr mit einem Rest des Hungers vom Tische aufstehen."

Wenn also heute gesunde Ernährung immer mehr Aufmerksamkeit bekommt, ist das nichts Neues. Neu ist jedoch für viele, dass unter den gesunden Nahrungsmitteln Pilze einen wichtigen Platz einnehmen. Wir wissen, dass Pilze in der Antike als Leckerbissen begehrt waren. Allerdings hat man damals noch nicht gewusst, dass sie neben lecker auch noch gesund sind. Nur Hinweise wie „scharf schmeckend", „würzig" oder „süßlich" finden wir in den alten Schriften. Aber viel mehr Details über die Werteigenschaften der Pilze brachte auch die moderne Wissenschaft bis vor kurzem nicht ans Tageslicht. Abgesehen von unspezifischen Empfehlungen nach dem Muster „Wo Gemüse passt, passen auch Pilze", fristeten Pilze z. B. bei der Planung von Diäten bisher eher ein Schattendasein.

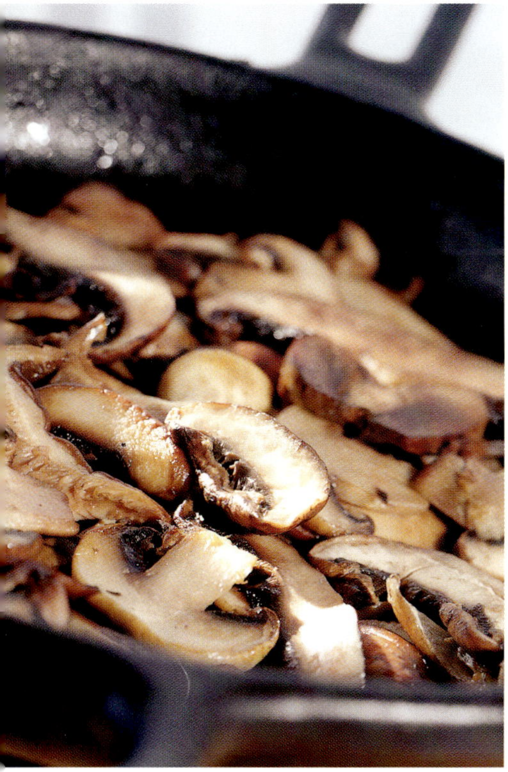

Es gibt viele kalorienarme Pilzgerichte, die sich problemlos in einen abwechslungsreichen, ernährungsbewussten Speiseplan einbauen lassen.

Lebenswichtige Nährstoffe

Dabei sind Pilze hochwertige Lieferanten für eine Reihe lebenswichtiger Nährstoffe. Sie steigern nicht nur den Genusswert der Speisen, sondern fördern die Bildung der Magensäfte, regen die Darmtätigkeit an und machen die Nahrung dadurch bekömmlicher.

Wegen ihrer Nährstoffzusammensetzung können Pilze auch für Diabetiker und bei anderen Stoffwechselerkrankungen verwendet werden. Und weil sie so wenig Kalorien enthalten, eignen sie sich ausgezeichnet für eine Diät, um Gewicht zu reduzieren (siehe Power-Diät *Seite 22ff.*).
Ärzte, Heilpraktiker und Ernährungswissenschaftler sind sich darüber einig, dass eine falsche Ernährung schwere gesundheitliche Folgen wie Koronarerkrankungen, Herzinfarkt, Altersdiabetes, Gallensteine, ja sogar Krebs haben kann. Übergewicht bedroht als Gesundheitsrisiko immer mehr Menschen in den wohlhabenden Ländern der Welt. Mit regelmäßigem Pilzkonsum und auch mit einer Pilzdiät können wir einen wichtigen Beitrag dazu leisten, diesen Krankheiten vorzubeugen oder sie zu lindern, wenn sie einmal ausgebrochen sind.

DER RICHTIGE UMGANG MIT PILZEN

Kaufen oder Sammeln?

Nur wenige Menschen haben die Möglichkeit, Pilze auf der Wiese oder im Wald zu sammeln. Das ist auch gut so, denn die meisten der begehrten Pilze wie Pfifferling, Steinpilz oder Birkenpilz spielen eine sehr wichtige Rolle im Waldökosystem und bei der gesunden Entwicklung der Bäume. Unkontrolliertes Sammeln von Pilzen im Wald kann deshalb eine nachhaltige Störung des Ökosystems verursachen.

Mit den importierten Pilzen ist es so, dass sie nach neueren Untersuchungen noch radioaktiv belastet sein können, weil die Sammelstellen immer häufiger im Baltikum, in Weißrussland und anderen Gebieten liegen, in denen die Auswirkungen der nuklearen Katastrophe von Tschernobyl noch zu spüren sind.
Deshalb ist es am besten, auf kultivierte Pilze zurückzugreifen oder sie eben selbst zu züchten (siehe ab *Seite 69*). Damit leistet man einen positiven Beitrag zum Ökoschutzsystem und kann sich sorglos dem Pilzgenuss zuwenden, da kultivierte Pilze garantiert nicht radioaktiv belastet sind.

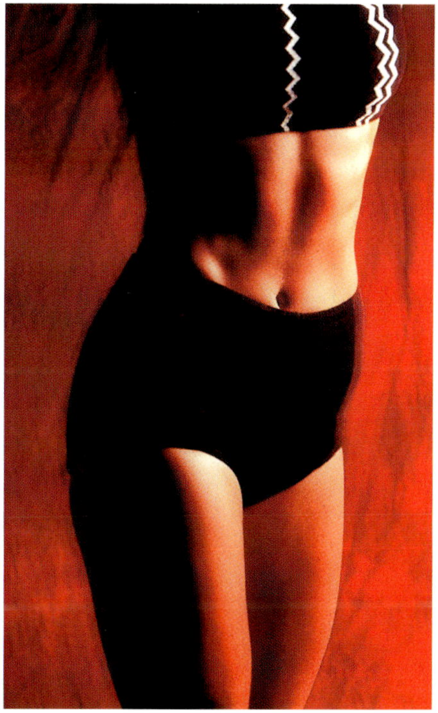

Pilze liefern wertvolle Nährstoffe und regen die Darmtätigkeit an – beste Voraussetzungen für eine schlanke Figur.

Sichere Zuchtpilze

Es erscheint also durchaus empfehlenswert, auf unbedenkliche Zuchtpilze auszuweichen. Gemüseläden, Märkte, aber auch Supermärkte bieten das ganze Jahr über Champignons, Egerlinge und Austernpilze an. Seit einiger Zeit hat auch der schmackhafte Shii-take Eingang in das Sortiment gefunden. Und es ist zu erwarten, dass das Angebot in den nächsten Jahren noch steigen wird.

Achten Sie beim Kauf darauf, dass die Pilze möglichst frisch sind. Bei Champignons und Egerlingen sehen Sie dies am geschlossenen Hut der kleinen Pilze. Falls größere Pilze sich schon ein wenig geöffnet haben, sollten die Lamellen hellrosa bis hellbraun sein, keinesfalls dunkelbraun oder gar schwärzlich. Bei Austernpilzen und dem Shii-take wölben sich die Hüte im Idealfall nach unten und sind möglichst wenig beschädigt. Ob Pilze wirklich frisch sind, erkennen Sie außerdem am festen Pilzfleisch und dem ausgeprägten Aroma.

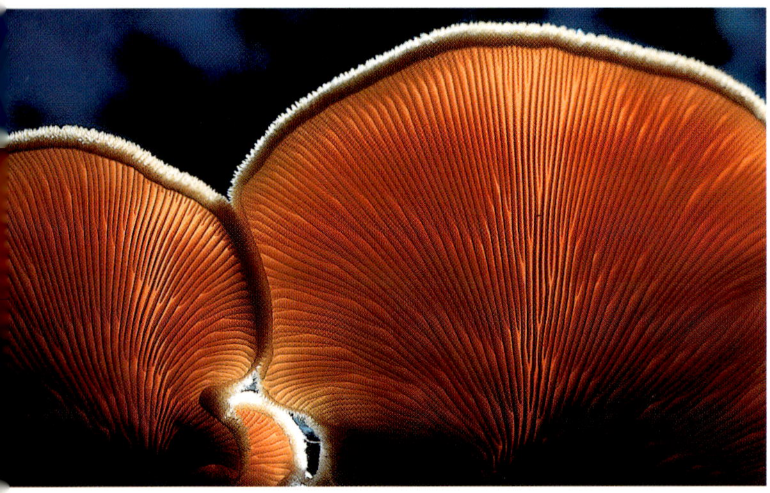

Frische Pilze erkennen Sie am festen Pilzfleisch und dem ausgeprägten Aroma.

Pilze richtig lagern

Natürlich ist es am besten, die Pilze möglichst frisch zu verarbeiten. Oft ist es allerdings unvermeidlich, Vorratshaltung zu betreiben und die Pilze zu lagern. Eine wichtige Regel ist dabei, dass frische Pilze kühl gelagert werden müssen, damit sie von den unausweichlichen Zersetzungsprozessen einige Tage verschont bleiben. Die optimale Lagerungstemperatur beträgt 2 – 4 °C. Bewahren Sie deshalb Pilze stets im kühlsten Fach des Kühlschranks auf.

Leider ist selbst hier die Haltbarkeit frischer Pilze begrenzt, wobei sich verschiedene Arten unterschiedlich verhalten. Der Shii-take gilt als besonders gut lagerfähig. Ihn können Sie unbesorgt eine Woche bis zehn Tage aufbewahren.

Auch der Austernpilz hält einige Zeit. Wenn sich dabei auf der Oberfläche der Hüte ein weißer Schimmelbelag bildet, ist das kein Zeichen der Verderbnis, sondern eine völlig normale Erscheinung. Der Belag besteht nur aus einem Geflecht des Austernpilzes, das aus dem Hut hervorsprießt und anzeigt, dass der Fruchtkörper selbst im Kühlschrank noch einige Tage weiterlebt. Austernpilze mit weißem Belag können völlig bedenkenlos zubereitet und verzehrt werden. Anders ist es, wenn Pilze von grünem Schimmelbelag befallen sind. Dann sind sie tatsächlich verdorben.

Braune Egerlinge halten sich ebenfalls gut im Kühlschrank. Etwas schwieriger ist es mit den weißen Champignons. Ihre Farbe ist zu empfindlich, als dass sie über eine längere Zeit unverändert erhalten werden könnte. Der Zersetzungsprozess, der bei 2 – 4 °C zwar erheblich verlangsamt wird, führt doch allmählich zu einer Braunfärbung der weißen Kappen. Weiße Champignons sollten Sie deshalb allerspätestens nach drei bis vier Tagen verwerten.

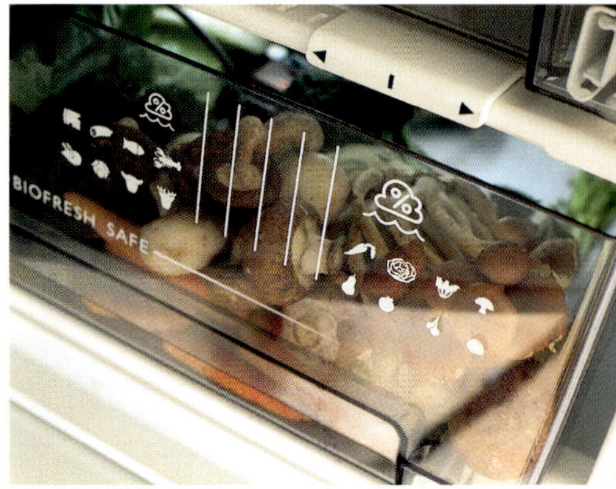

Frische Pilze müssen stets kühl gelagert werden.

Pilzgerichte wieder aufwärmen

An dieser Stelle möchten wir einen weit verbreiteten Irrtum richtigstellen. Manche Menschen befürchten, dass Speisepilze während der Lagerung im Kühlschrank giftig werden könnten. Auch glauben viele, man könne Pilzgerichte am nächsten Tag nicht mehr aufwärmen und verzehren. Beides ist falsch. Speisepilze werden während der Lagerung nicht giftig. Sie verderben lediglich wie jedes andere Lebensmittel, das nach einer gewissen Zeit verschimmelt oder einer mikrobiologischen Zersetzung zum Opfer fällt. Deshalb können Sie auch Pilzgerichte, nach Aufbewahrung im Kühlschrank, am Folgetag aufwärmen und essen. Wichtig ist dabei nur, die Reste möglichst schnell abzukühlen. Wenn Sie das Gefäß in den Kühlschrank stellen, sollte der Topf allerdings nicht mehr heiß sein. Im Winter kühlt er am schnellsten vor dem Fenster oder auf dem Balkon ab, im Sommer in kaltem Wasser.

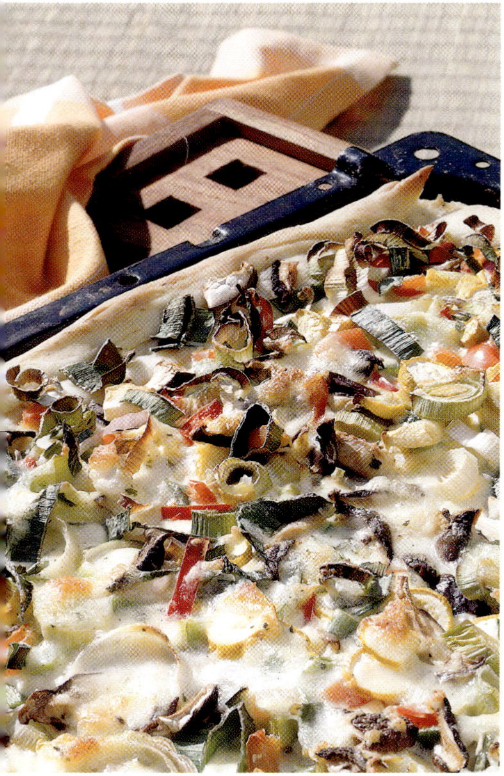

Kühl gelagert lassen sich Pilzgerichte auch noch am nächsten Tag aufwärmen.

Pilze säubern

Zuchtpilze sind in der Regel kaum verschmutzt. Da sich Pilze schnell mit Wasser vollsaugen und dadurch ihr Aroma verlieren, ist es am besten, sie nur mit Küchenpapier von Erd-, Stroh- oder Substratresten zu reinigen und allenfalls ganz kurz unter fließendes Wasser zu halten. Die Pilzstiele können Sie problemlos mitverwerten, solang sie nicht zäh und ausgetrocknet sind. Vertrocknete oder stark verschmutzte Enden schneiden Sie weg.

Manchmal hört man, dass Pilzhüte vor der Zubereitung erst geschält werden müssen. Diese Ansicht ist grundlegend falsch, denn dadurch kommen viele wertvolle Nährstoffe in den Abfall. Allerdings sollten Sie selbstverständlich nur gesunde, feste Pilze verwenden, bei denen auch der Geruch angenehm ist. Wenn Pilze verwesen, verbreiten sie wie jedes andere Lebensmittel einen unangenehmen, üblen Geruch.

Eine Vielzahl von Zubereitungsarten

Pilze sind in der Küche äußerst vielseitig einzusetzen. Sie können sie dünsten oder schmoren, braten oder grillen, einlegen oder trocknen. Allerdings sollte man Pilzgerichte weder stark salzen noch würzen, da sonst ihr Eigengeschmack unterdrückt wird. Zum Würzen eignen sich Paprika, Pfeffer, Petersilie, Zwiebel, Knoblauch und Kümmel in geringer Dosierung am besten.

Wenn Sie Pilze dünsten möchten, geben Sie ihnen erst etwas Salz zu und lassen sie für knapp eine Stunde stehen. Während des Dünstens sollten Sie erst dann Wasser nachfüllen, wenn die eigene Feuchtigkeit verdampft ist, ohne dass die Pilze gar geworden wären. Generell sollten Sie Pilze in einem geschlossenen Topf zubereiten. Gedünstete Pilze ergeben allein eine vorzügliche Mahlzeit. Pikanter wird ihr Geschmack, wenn sie zusammen mit Zwiebelringen zubereitet werden. Ganz ausgezeichnet schmecken Suppen aus Pilzen. Eine weitere Möglichkeit ist es, Pilze zu braten, zu grillen oder zu frittieren. Austernpilze eignen sich gut zum Panieren nach Wiener Art und zum Naturschnitzel. Frikadellen aus klein gehackten Pilzen sind eine vorzügliche Mahlzeit. Landläufig bekannt ist die Verwendung von Pilzen für Omeletts. Aber wussten Sie schon, dass Reisgerichte nach Zugabe von gedünsteten und klein gehackten Pilzen um ein Vielfaches besser schmecken? Auch in vielen Salaten, Pasteten und Soßen bilden Pilze eine wert- und geschmacksteigernde Komponente.

Austernpilz à la Wiener Schnitzel *(für 4 Personen)*	
500 g	Austernpilze
2	Eier
50 g	Mehl
100 g	Paniermehl
	Butter oder Öl

Teilen Sie die Austernpilze in flache, nicht allzu kleine Stücke. Nach dem Säubern werden die Pilze gut getrocknet, ganz vorsichtig gesalzen und anschließend in geschlagenem Ei gewendet. Dann wenden Sie die Stücke noch einmal in einer Mischung aus Mehl und Paniermehl und braten Sie in einer Pfanne goldbraun.
So zubereitet schmecken die Pilze ausgezeichnet zu Reis und Salat.

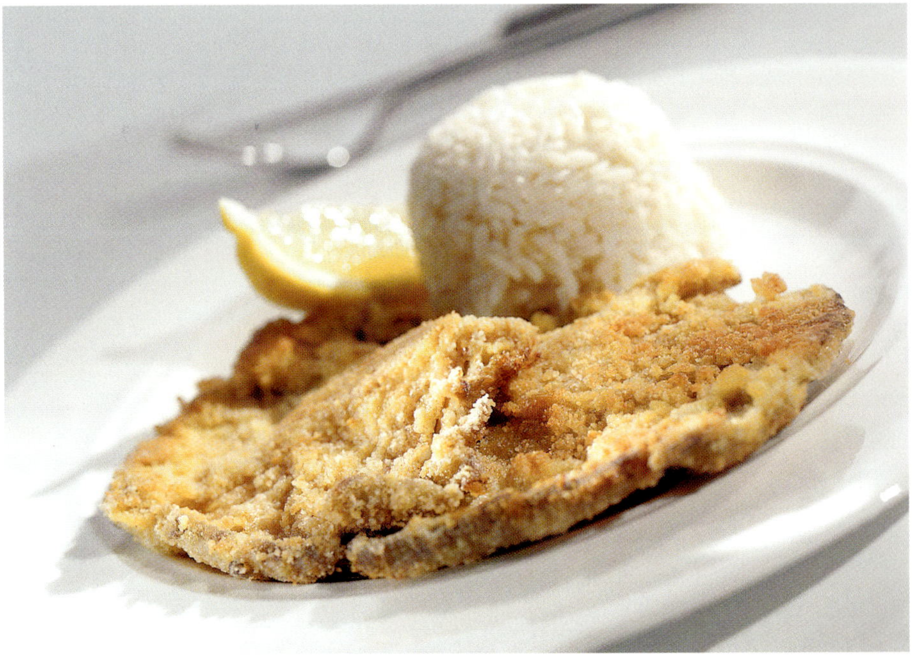

Austernpilze nach Wiener Art.

DIE POWER-PILZ-DIÄT

Viele Menschen nehmen täglich bis zu 2500 – 3000 kcal zu sich. Für alle, die nicht gerade körperliche Schwerarbeit verrichten müssen, ist das entschieden zu viel. Sie müssen sich nur vor Augen halten, dass ein Kilogramm Fettgewebe 9000 kcal Energie speichert. Wenn nun jemand, der täglich tatsächlich 3000 kcal Energie benötigt, seinen Verbrauch um einen Drittel reduziert, braucht er immerhin mindestens neun Tage, um ein Kilogramm Fettgewebe abzubauen. Unsere Power-Pilz-Diät ist darauf angelegt, auf gesunde Art relativ schnell Gewicht zu reduzieren. Damit es nicht allzu lange dauert, bis sich der Erfolg einstellt, geht die Diät von einem täglichen Kalorienverbrauch von nur 1000 – 1500 kcal aus.
Das Wesentliche dabei ist: In der Diät sind alle essentiellen Nährstoffe im erforderlichen Umfang enthalten, so dass eine Unterversorgung auf jeden Fall vermieden wird. Denn Pilze enthalten überdurchschnittlich viele essentielle Nährstoffe. Schon in einer Portion von nur 100 – 150 g Frischpilzen sind so viele Nährstoffe enthalten, dass damit ein bedeutender Teil des täglichen Bedarfes abgedeckt wird.

Abnehmen ohne Hunger

Eine tägliche Energiezufuhr von 1000 – 1500 kcal erscheint auf den ersten Blick sehr wenig und lässt sofort die Befürchtung aufkommen, dass der Erfolg – wie bei so vielen Diäten – auch hier mit Hungern und Fasten erkauft werden müsse. Diese Angst ist jedoch unbegründet. Denn in diesem Punkt kommt uns der niedrige Kaloriengehalt und der Ballaststoffreichtum der Pilze zugute. Wer täglich nur 1000 kcal zu sich nehmen möchte, darf immerhin über 3 kg gedünstete Pilze essen – falls er alles andere weglässt.
Aufgrund ihres großen Volumens machen Pilze satt. Dafür ist hauptsächlich die Hemicellulose verantwortlich, eine wichtige Ballaststoffkomponente in den Zellwänden der Pilze. Daneben enthalten Pilze auch noch Chitin, eine Substanz, die sonst in der Natur als Bestandteil der Körperhülle von Insekten und Krebsen vorkommt. Auch dieser Stoff vermittelt uns das Gefühl, satt zu sein.
Leider können die Ballaststoffkomponenten Menschen mit schwach ausgeprägter Ver-

dauungsfunktion anfangs schon mal Probleme bereiten und Verdauungsbeschwerden verursachen. Doch gerade mit den Ballaststoffen in den Pilzen wird auf Dauer auch die Verdauung angeregt. Die Nahrung passiert den Darmtrakt schneller, und die Schleimhautzellen kommen mit den im Darm vorkommenden Karzinogenen (Krebs auslösende Stoffe, die aus der Nahrung stammen bzw. beim Abbau der Nahrung entstehen) nur für kürzere Zeit in Berührung.

Abnehmen mit Genuss

Die Power-Pilz-Diät ist darauf angelegt, zu jedem Zeitpunkt ein Sättigungsgefühl zu vermitteln. Zugleich sollte sie allen Teilnehmern auch Spaß und kulinarischen Genuss bereiten. Und dafür sind Pilze ideal. Gerade weil man sie auf so verschiedene Art zubereiten kann, bieten sie jeden Tag Abwechslung.

Am wichtigsten aber ist, dass Sie die meisten täglich benötigten essentiellen Nährstoffe schon mit zwei bis drei Pfund frischen Pilzen aufnehmen können. Von verschiedenen Nährstoffen wird mit dieser Menge sogar ein erheblicher Überschuss angeliefert. Zwei Pfund frische Speisepilze enthalten durchschnittlich 350 kcal, drei Pfund rund 500

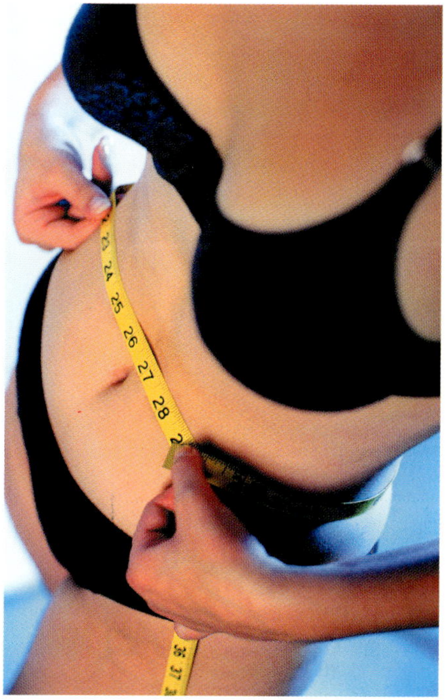

Aufgrund ihres großen Volumens machen Pilze satt und können so eine Diät erfolgreich unterstützen.

Der Nährstoffgehalt von Pilzen

*Wie viel enthält eine Portion?**

Nährstoffe	Eine Portion enthält	Abdeckung des Tagesbedarfes eines Erwachsenen in %
Wasser	135 g	4,5 – 6,5
Trockenmasse	15 g	
Energie	55 kcal	1,7
Hauptnährstoffe		
Eiweiß	4 – 6 g	7 – 11
Purin	70 – 80 mg	
Kohlenhydrate	7 – 8 g	
davon Ballaststoffe	3 – 8 g	10 – 25
Vitamine		
Vitamin A	0,01 – 1,30 mg	10
Vitamin B_1	0,10 – 0,18 mg	24
Vitamin B_2	0,09 – 0,65 mg	45
Niacin	1,10 – 6,00 mg	51
Folsäure	0,03 – 0,13 mg	58
Pantothensäure	2,10 – 2,25 mg	41
Vitamin D	0,002 mg	60
Mineralien		
Kalium	93 – 580 mg	32
Natrium	1 – 21 mg	0,75
Eisen	1 – 1,6 mg	15
Phosphor	20 – 130 mg	12,5

** Portion 150 g, Angaben Durchschnittswerte*

Nährstoffbilanz von Frischpilzen					
		bei einem Tagesverzehr von 1000 g		bei einem Tagesverzehr von 1500 g	
Nährstoffe	**Empfehlung Frau/Mann täglich**	**1000 g Frischpilze enthalten durchschnittlich**	**Deckung des Tagesbedarfes in %**	**1500 g Frischpilze enthalten durchschnittlich**	**Deckung des Tagesbedarfes in %**
Energie	1800 – 2500 kcal	350 kcal	14 – 20 % **(!)**	500 kcal	20 – 28 % **(!)**
Natrium	2000 mg	100 mg	5 % **(!)**	150 mg	7 – 8 % **(!)**
Eiweiß	47 – 60 g	26 – 40 g	bis zu 85 %	40 – 60 g	bis zu 125 %
Ballaststoffe	20 – 35 g	25 – 53 g	bis zu 260 %	30 – 80 g	bis zu 400 %
Vitamin A (Äquiv.)	0,8 – 1,0 mg	0,2 mg	20 – 25 %	0,3 mg	30 – 37 %
Thiamin	1,2 – 1,4 mg	1,0 – 2,0 mg	bis zu 170 %	1,5 – 3,0 mg	bis zu 250 %
Riboflavin	1,5 – 1,7 mg	4,6 – 6,5 mg	bis zu 430 %	7,0 – 10,0 mg	bis zu 650 %
Niacin	12 – 18 mg	53 – 60 mg	bis zu 500 %	80 – 90 mg	bis zu 750 %
Pantothensäure	8 mg	23 mg	bis zu 290 %	35 mg	bis zu 430 %
Folsäure	400 µg	230 – 1180 µg	bis zu 290 %	350 – 1800 µg	bis zu 450 %
Vitamin C	75 mg	40 – 100 mg	bis zu 130 %	60 – 150 mg	bis zu 200 %
Vitamin D	5 – 10 µg	20 µg	bis zu 400 %	25 µg	bis zu 500 %
Vitamin K	60 – 70 µg	95 µg	bis zu 160 %	140 µg	bis zu 230 %
Kalium	2000 – 4000 mg	2270 – 4500 mg	bis zu 220 %	3500 – 6000 mg	bis zu 300 %
Eisen	12 – 15 mg	13 mg	bis zu 110 %	20 mg	bis zu 160 %
Mangan	3 – 4 mg	1,3–2,0 mg	50 – 65 %	2 – 3 mg	50 – 100 %
Magnesium	300 – 350 mg	130 mg	37 – 45 %	200 mg	57 – 65 %
Kupfer	1,2 – 1,4 mg	4,5 mg	bis zu 375 %	6,5 mg	bis zu 540 %
Zink	9 – 13 mg	4,3 mg	33 – 47 %	6,3 mg	50 – 70 %

(!) Die niedrigen Werte sind von großem Vorteil für eine gesunde Ernährung

kcal. Somit verbleiben bei unserer Power-Pilz-Diät 1000 oder sogar bis zu 1150 kcal täglich, die Sie für andere Nahrungsmittel investieren können. Diese dienen zur Abrundung, als Gewürz und zur Abwechslung, damit es nicht langweilig wird. Gleichzeitig braucht der Körper diese zusätzlichen Nahrungsmittel zur Unterstützung, da z. B. Fett die Aufnahme der fettlöslichen Vitamine D, K und A erst ermöglicht. Die obige Tabelle veranschaulicht die Nährstoffbilanz von zwei bzw. drei Pfund Frischpilzen.

Gesund und vital durch Pilze

Die ausgezeichnete Nährstoffbilanz von Pilzen wird mit keinem Gemüse und Obst erreicht. Pilze sind im Hinblick auf die essentiellen Nährstoffe Gemüse und Obst deutlich überlegen. Manche Nährstoffe, wie z. B. Vitamin D, sind in Gemüse und Obst gar nicht oder nur in sehr geringen Dosen enthalten. Andere Nährstoffe sind in Pilzen hochwertiger als im Gemüse und Obst, da z. B. das Eiweiß alle essentiellen Aminosäuren enthält. Allerdings reicht das pilzliche Eiweiß nicht als alleiniges aus, da manche essentiellen Aminosäuren in Pilzen unterrepräsentiert sind und deshalb die biologische Wertigkeit des Pilzproteins nicht so hoch ist wie die des Eiproteins, das man üblicherweise als Maßstab ansetzt.

Die Diät für jeden Zeitplan und jeden Geldbeutel

Die Durchführung der Power-Pilz-Diät sollte preiswert und einfach sein. Zuchtpilze sind in Supermärkten, Gemüsegeschäften oder auf Wochenmärkten erschwinglich und werden das ganze Jahr hindurch angeboten. So ist die Diät für jedermann (und natürlich auch für jede Frau) ganz einfach durchführbar.

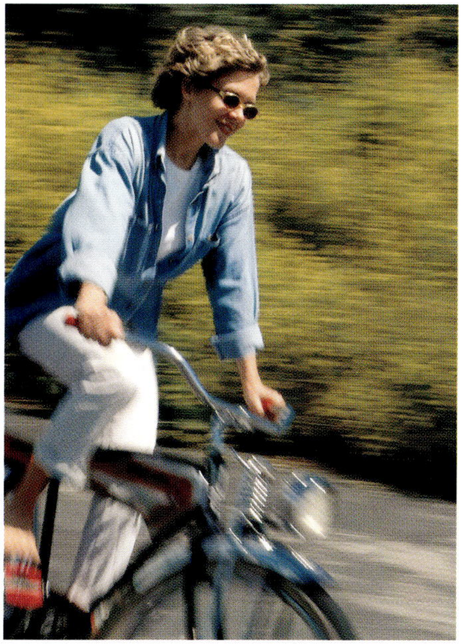

Schlank und fit mit der Power-Pilz-Diät.

Das ganzjährige Angebot umfasst weiße Champignons, Braune Egerlinge, Austernpilze, Shii-take, Chinesische Morchel und – saisonbedingt – Pfifferlinge und Steinpilze. Stockschwämmchen und andere Pilze sind eher Rarität und in der Regel relativ teuer. Sie können diese Spezialitäten aber ohne

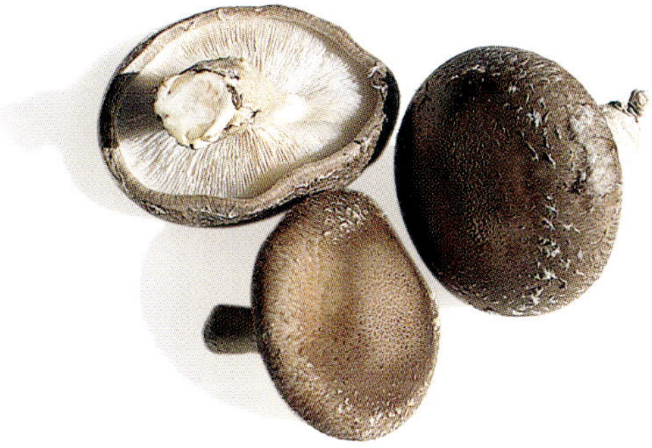

Mit ihrem niedrigen Kaloriengehalt eignen sich Pilze sehr gut zur Gewichtsreduktion. Man kann trotz Diät große Mengen zu sich nehmen und vermeidet so ein Hungergefühl, was sonst viele scheitern lässt.

Probleme in die Diät einbauen, falls Sie möchten – im Großen und Ganzen weichen die Werte dieser Wildpilze nicht von den Werten der Zuchtpilze ab.

Die praktische Power-Pilz-Diät

Ein Wochenende eignet sich besonders gut für den Start mit der Power-Pilz-Diät. Deshalb soll sie am Beispiel einer dreitägigen Speisefolge vorgestellt werden.
Wichtig für Ihren Wochenendeinkauf: Unsere Power-Pilz-Diät ist aus einem Potpourri zusammengestellt:

- 60 – 65 % weiße Champignons und Braune Egerlinge
- 20 – 25 % Austernpilze
- 10 – 15 % Shii-take, Chinesische Morchel, ggf. Pfifferlinge oder gesammelte Waldpilze der Saison

Und ebenso wichtig für Ihren Geschmack: Die Gerichte sind beliebig austauschbar. Falls Sie die Diät nach den drei Tagen fortsetzen wollen, dürfen Sie Ihre Fantasie spielen lassen und frei kombinieren. Denken Sie daran: Mit Pilzen lässt sich fast alles machen – und die Menge der Pilze ist dabei kein Problem.

Die Mengenangaben der folgenden Rezepte sind jeweils für vier Personen berechnet.

1. Tag

- Frühstück

Köstlicher Pilzsalat nach Jörg Renn

400 g frische Champignons, Austernpilze, Chin. Morchel, evtl. Mischung von allen drei
1 Kopfsalat
1 Paprikaschote
2 Zwiebeln
100 g Gouda (40 % Fett)
200 g Joghurt, natur (1,5 % Fett)
Pfeffer, Salz, Zitronensaft
2 – 3 EL gehackte Petersilie
175 g Mais
1 Knoblauchzehe, gepresst

Pilze säubern und 1 bis 2 Minuten kochen, abschütten, in Scheiben bzw. Streifen schneiden. Kopfsalat putzen und klein zupfen. Paprikaschote, Zwiebeln und Gouda in Würfel schneiden. Joghurt glatt rühren, mit Pfeffer, Salz und Zitronensaft verfeinern, gehackte Petersilie, Maiskörner und Knoblauchzehe hinzugeben. Alle Zutaten unter die Soße heben (Pilze und Salat zuletzt) und vermischen.
(225 kcal pro Person)

■ Mittagessen

Fischfilet mit Champignons

50 g Butter (halbfett)
800 g Fischfilet (z. B. Welsfilet, Lachsfilet)
Zitronensaft
Salz, Pfeffer
300 g Champignons
1 Bd. Petersilie

Alufolie mit Butter ausstreichen, Fischfilet darauf legen, mit Zitronensaft beträufeln und 10 Minuten stehen lassen. Danach je nach Geschmack mit Salz und Pfeffer würzen. Pilze waschen, abtrocknen, in dünne Scheiben schneiden und in der restlichen Butter dünsten, bis die Feuchtigkeit verdunstet ist. Fischfilet mit den gedünsteten Pilzen bedecken und mit klein gehackter Petersilie bestreuen. Das Ganze mit Alufolie zudecken und im vorgewärmten Backofen 20 Minuten backen. Danach die obere Folie entfernen und weitere 5 Minuten backen.
Dazu passen Petersilienkartoffeln oder Reis.
(200 kcal pro Person)

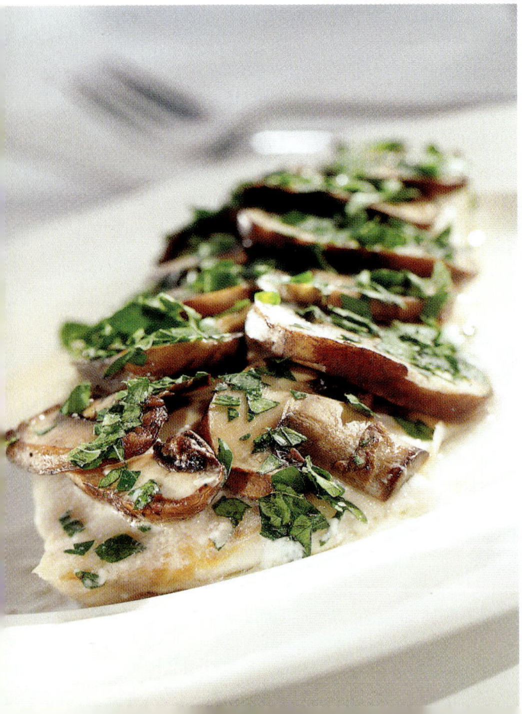

Fischfilet mit Champignons.

■ Abendessen

Champignonpudding

100 g Butter (halbfett)
400 g frische Champignons
100 g Mehl
4 Tassen Milch (fettarm)
4 Eigelbe
Salz, Pfeffer aus der Mühle
4 Eiweiß
Butter zum Ausfetten
3 EL Paniermehl

Butter in einem Topf erhitzen, die geputzten und in Scheiben geschnittenen Champignons dazugeben und weich dünsten. So lange garen, bis der Saft verdunstet ist. Das Mehl sieben, unterrühren, mit der Milch auffüllen und einmal aufkochen. Das Ganze vom Herd nehmen, etwas erkalten lassen und danach die Eigelbe einrühren. Ganz abkühlen lassen, mit Salz und Pfeffer leicht würzen. Das Eiweiß zu steifem Schnee schlagen und vorsichtig unterheben. Eine Puddingform mit Butter ausfetten und mit Paniermehl bestreuen. Die Masse einfüllen, die Puddingform verschließen und das Ganze im Wasserbad ca. 1 Stunde kochen. Danach Pudding aus der Form stürzen, anrichten und mit Tomatensauce und grünem Salat servieren.
(427 kcal pro Person)

2. Tag

■ Frühstück

Pfifferlingtoast

4 Scheiben Toastbrot
2 – 3 EL Margarine (halbfett)
100 g Frühstücksspeckscheiben
250 g Pfifferlinge
2 Eier
Salz, Pfeffer aus der Mühle
2 Tomaten
250 g Mozzarellakäse
1 Bd. Petersilie

Toastbrotscheiben mit Margarine in einer Pfanne auf beiden Seiten leicht anbräunen und herausnehmen. Frühstücksspeck in der Pfanne kross braten, ebenfalls herausnehmen. Die geputzten Pfifferlinge ins verbliebene Bratfett geben und unter Rühren kurz dünsten. Die Eier schlagen, mit Salz und Pfeffer würzen und Rühreier braten. Die Toastbrotscheiben mit Tomatenscheiben, den Pfifferlingen und den Speckscheiben belegen und die Rühreier gleichmäßig darauf verteilen. Den Mozzarellakäse in Scheiben schneiden, darauf legen und das Ganze im vorgeheizten Backofen bei 180–200 °C so lange überbacken, bis der Käse zu zerlaufen beginnt.
(510 kcal pro Person)

■ Mittagessen

Hühnerbrühe mit Champignons

8 Tassen Hühnerbrühe (Instant)
4 gebratene Hühnerkeulen
200 g frische Champignons
Schnittlauch
2 EL gekochter Reis
Sojasauce, Pfeffer aus der Mühle

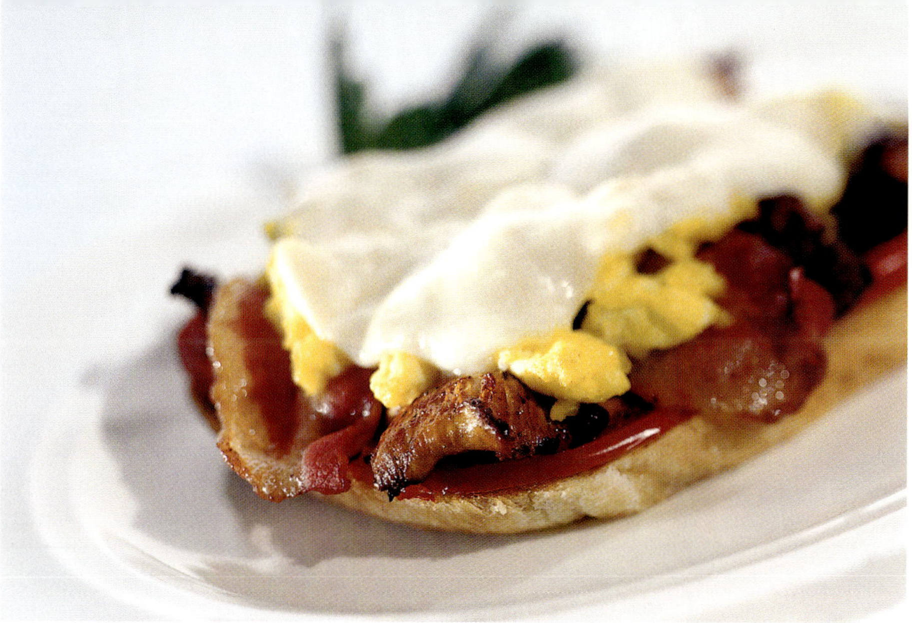

Ein schmackhafter Toast mit Pfifferlingen – einfach und schnell zubereitet.

Brühe erhitzen, Hühnerfleisch von den Knochen lösen, klein schneiden und zugeben. Champignons putzen, in dünne Scheiben schneiden, mit in Röllchen geschnittenem Schnittlauch und Reis zugeben und erhitzen. Mit Sojasauce und Pfeffer abschmecken.
(210 kcal pro Person)

■ Abendessen
Spaghetti mit Austernpilzgarnierung
2 Zwiebeln
4 Knoblauchzehen
1 TL Salz
2 TL Olivenöl
400 g frische Austernpilze
Saft von 2 Zitronen
2 Tassen Gemüsebrühe
150 ml Sahne (10 %)
40 g geriebener Parmesankäse (35 % Fett)
340 g Vollkornspaghetti
400 g Kirschtomaten
Salz, Pfeffer aus der Mühle, Cayennepfeffer
1 Bd. frisches Basilikum

Die Zwiebeln schälen, fein hacken, die Knoblauchzehen schälen und mit Salz zu einer Paste reiben. Olivenöl in einer Pfanne erhitzen, die Zwiebeln und die Knoblauchpaste darin anschwitzen. Die Austernpilze putzen, waschen, gut abtropfen lassen, in Streifen schneiden, mit Zitronensaft beträufeln, zu den Zwiebeln geben und kurz dünsten. Das Ganze mit Gemüsebrühe auffüllen und 6–8 Minuten dünsten. Die Sahne und den Parmesankäse untermischen, die bissfest gegarten Vollkornspaghetti dazugeben und kurz ziehen lassen. Die Tomaten waschen, halbieren und unter die Nudeln heben. Das Ganze mit Salz, Pfeffer, Cayennepfeffer und frisch gehacktem Basilikum würzen.
(520 kcal pro Person)

3. Tag

■ Frühstück
Frühstücksbrunch mit Shii-take
25 g Margarine (halbfett)
1 Schalotte
150 g frische Shii-take
60 ml halbtrockener Sherry
4 EL Crème fraîche
4 Brötchen

Margarine zerlassen, Schalotte fein würfeln und bei geringer Hitze glasig dünsten. Pilze putzen, in dünne Scheiben schneiden, zugeben und kurz aufwallen lassen. Danach Sherry einrühren, einkochen, bis die Flüssigkeit sirupartig wird. Crème fraîche unterrühren und kurz weiterkochen. Das Ganze in einer Schüssel warm stellen. Brötchen halbieren, bei mittlerer Hitze unter dem Grill rösten.

Für das Rührei:
8 Eier
4 EL Crème fraîche
Salz und gemahlener schwarzer Pfeffer
25 g Margarine (halbfett)

Eier in eine Schüssel geben, Crème fraîche hinzufügen, mit Salz und Pfeffer würzen und mit einer Gabel aufschlagen. Margarine in einer Pfanne schmelzen lassen, die Eimasse hineingießen, dabei vorsichtig, aber stetig rühren, bis die Eier zu stocken beginnen. Jetzt die Eier ohne Hitzezufuhr weiter stocken lassen. Die Brötchen mit Rührei und Shii-take belegen.
(430 kcal pro Person)

Achtung: Bei erhöhtem Cholesterinspiegel können Sie die Anzahl der Eier und die Menge der Créme fraîche ohne weiteres reduzieren.

■ Mittagessen

Champignons mit Schafskäse

400 g frische Champignons
200 g Schafskäse
40 g Butter (halbfett)
Salz, Olivenöl

Champignons waschen, abtrocknen, Stiele abschneiden und mit dem Stiel nach oben in eine feuerfeste, mit Olivenöl ausgestrichene Glasschüssel geben. Ein Stück Schafskäse und etwas Butter auf jeden Pilz legen und im Backofen 20 Minuten bei ca. 180°C überbacken. Dazu nimmt man pro Person 1 – 2 Scheiben Baguette.
(310 kcal pro Person)

■ Abendessen

Danubischer Pilz-Eier-Salat

200 g Austernpilze und/oder Chin. Morchel
4 hart gekochte Eier
1 EL Olivenöl
Zitronensaft, Salz, Pfeffer
einige Kopfsalatblätter

Die Pilze in breite Streifen schneiden, die Eier pellen und in Scheiben schneiden. In einer Pfanne Olivenöl heiß werden lassen, Pilzstreifen darin rasch wenden und in 3 Minuten gar braten. Danach mit Zitronensaft beträufeln und leicht mit Salz und Pfeffer würzen. Pilzstreifen mit Eierscheiben auf Salatblättern anrichten.

Für die Salatsoße:

3 EL Mayonnaise
1 EL Kondensmilch
2 TL Senf
1 TL Zitronensaft
1 Pr. Zucker, Salz, weißer Pfeffer

Alle Zutaten der Salatsoße gründlich miteinander verrühren und sie danach über den Salat geben.
(200 kcal pro Person)

Tipp: Bei erhöhtem Cholesterinspiegel oder wenn Sie Fett sparen wollen, ersetzen Sie die Mayonnaise durch mageren Joghurt.

Wichtige Ergänzung der Power-Pilz-Diät

Mit einer kalorienarmen Ernährung allein ist es bei einer Diät meist nicht getan, denn der menschliche Organismus muss täglich zwei bis vier Liter Flüssigkeit aufnehmen, um die Stoffwechselvorgänge in Gang zu halten und die Abfallstoffe des Stoffwechsels ausspülen zu können.

Ein Teil der benötigten Flüssigkeit wird mit festen Lebensmitteln aufgenommen. Wenn die Nahrungsmittelzufuhr verringert ist, verringert sich automatisch auch die Zufuhr der in Nahrungsmitteln gebun-

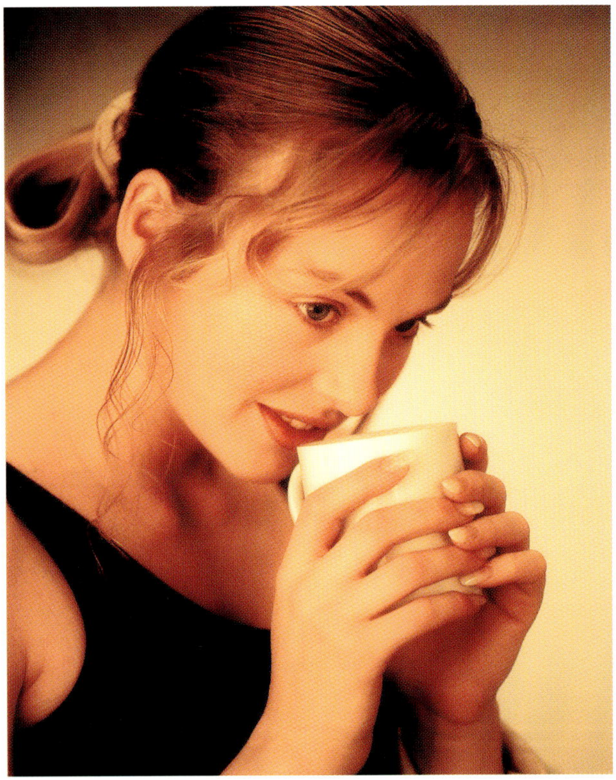

Während einer Diät ist das Trinken besonders wichtig. Sehr gut unterstützend wirkt ein Pilztee.

denen Flüssigkeit. Um dieses Defizit auszugleichen, muss während einer Diät erheblich mehr Flüssigkeit als üblich getrunken werden.
Während der Power-Pilz-Diät sollten Sie täglich bis zu 2 bis 2,5 Liter zu sich nehmen. Trinken Sie zwei große Tassen morgens auf leeren Magen. Den Rest verteilen Sie auf den ganzen Tag. Am besten geeignet ist Mineralwasser, das keine Kalorien, aber dafür viele Mineralstoffe enthält. Wohlschmeckend und gesund ist es, wenn Sie die Power-Pilz-Diät durch einen Pilztee ergänzen und unterstützen, z. B. den Power-Pilztee, der zu 60 % aus getrocknetem, pulverisiertem Shii-take und zu 40 % aus getrocknetem, pulverisiertem Ling zhi (siehe *Seite 57*) besteht. Er hat neben der Flüssigkeitszufuhr eine entwässernde und entschlackende Wirkung. Bezugsquellen siehe ab *Seite 90*.

Pilze können mehr

Wir wissen: Pilze haben wenig Kalorien, und das lässt sich für eine Diät zur Gewichtsreduktion ausgezeichnet nutzen. Aber Speisepilze können mehr. Sie lassen sich in der Diätetik gezielt gegen bestimmte Erkrankungen einsetzen. Ihr geringer Natriumgehalt, der geringe Puringehalt und der verschwindend kleine Glukosegehalt sind für Bluthochdruckpatienten, Diabetiker und Gichtkranke sehr vorteilhaft. So raten wir Menschen mit hohen Blutcholesterinwerten zum häufigen Verzehr des Shii-take. Der bemerkenswerte Ballaststoffgehalt der Pilze ist verdauungsanregend, und die vielen Vitamine und Mineralien unterstützen die verschiedensten lebenswichtigen Körperfunktionen.

Pilze sind reine Lebenselixiere: Sie enthalten viele Nährstoffe, wenig Kalorien und wirken vorbeugend gegen eine ganze Reihe von Krankheiten.

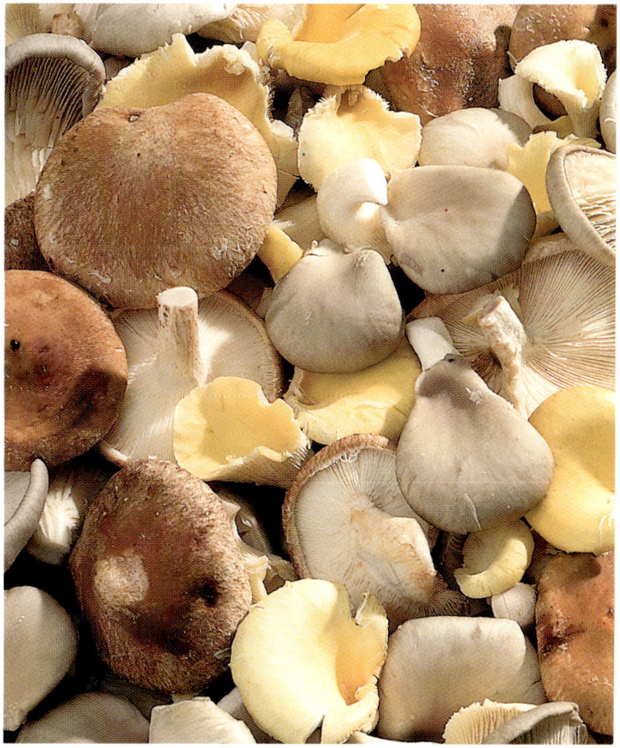

Pilze gegen freie Radikale

Die Ernährungswissenschaft ist seit einiger Zeit der gesundheitsschädigenden Wirkung der so genannten freien Radikale auf der Spur. Das sind Moleküle, denen ein Elektron fehlt, um einen energetisch günstigen, stabilen Zustand zu erreichen. Die freien Radikale rauben also das ihnen fehlende Elektron von anderen, intakten Verbindungen, zerstören dadurch deren Struktur und erzeugen weitere freie Radikale. Die dabei entstehende Kettenreaktion kann verschiedene Erkrankungen fördern und erhöht z. B. das Krebsrisiko.

Freie Radikale entstehen durch äußere Belastungen des menschlichen Körpers wie UV-Strahlung, Zigarettenrauch, aber auch durch völlig normale Vorgänge im Organismus. Substanzen, die freie Radikale fangen, werden Antioxidantien genannt. Antioxidantien erhöhen den vorbeugenden Schutz gegen Krebs.
Vitamine wie Folsäure, Vitamin B_6 und B_{12} gelten als solche Substanzen. Von Folsäure und Vitamin B_6 enthalten Pilze reichlich. Eine Portion von nur 150 g deckt im Durchschnitt mehr als 50 % des Tagesbedarfes eines Erwachsenen an Folsäure und Vitamin B_6 ab. Somit liegt es nahe, Pilzen eine vorbeugende Wirkung gegen Krebs zuzuschreiben.

Hausmittel aus Pilzen für die Selbstmedikation

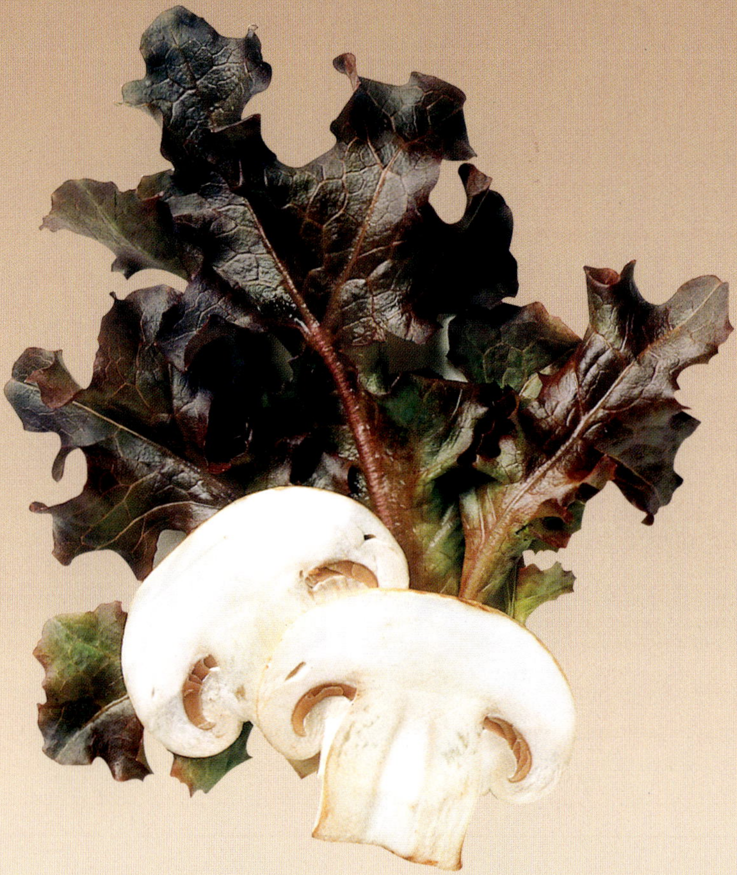

PILZE TROCKNEN UND PULVERISIEREN

Die Fruchtkörper der Pilze sind besonders reichhaltig an aktiven Substanzen. Für die Selbstmedikation empfiehlt es sich, getrocknete und anschließend pulverisierte oder geraspelte Pilze zu verwenden. Der Wassergehalt der Pilze reduziert sich durch Trocknung von ursprünglich etwa 80 – 90 % auf weniger als 10 %. Dadurch werden alle Zersetzungsprozesse gestoppt. Getrocknete Pilze sind unter trockenen Bedingungen für lange Zeit haltbar, ihre Inhaltsstoffe und ihr Aroma bleiben nahezu unverändert erhalten.

Verwenden Sie zur Trocknung ausschließlich gesunde, saubere Pilze. Alte, glitschig gewordene Exemplare trocknen schlecht. Wenn sie zudem noch madig sind, geht von ihnen eine Gefahr auch für die übrigen Pilze aus, denn die Maden können während des Trocknungsvorganges auch gesunde Fruchtkörper befallen.

Schneiden Sie die Fruchtkörper zunächst in messerrückendünne, d. h. 2 bis 3 mm dicke, Scheiben.

Trocknen an der Luft

Die einfachste Art der Trocknung ist an der frischen Luft. Die Pilzscheiben werden dafür auf sauberem Pergamentpapier ausgebreitet. Sie müssen während der Trocknung mehrmals gewendet werden. Auch Eierplatten, wie man sie im Handel bekommt, haben sich gut als Trocknungsunterlage bewährt. Legen Sie die Pilzscheiben in die Vertiefungen, wo sie auch von unten der Luftzufuhr ausgesetzt sind. In diesem Fall brauchen sie nicht gewendet zu werden. Eine weitere Möglichkeit besteht darin, die Pilzscheiben auf Bindfaden oder auf dünnen, nicht rostenden Draht aufzuziehen und an einem schattigen, luftigen Platz aufzuhängen oder sie auf einem flachen Sieb auszubreiten. Die Trocknung im Freien nimmt in der Regel – abhängig vom Wetter und der Luftfeuchtigkeit – mehrere Tage in Anspruch.

Trocknen im Backofen

Die Trocknung der Pilze in einem Backofen darf nur ganz vorsichtig bei Temperaturen von 50 – 60 °C durchgeführt werden. Dabei muss die Tür des Backofens einen Spalt offen bleiben, um ausreichende Luftzirkulation zu ermöglichen. Sonst backen die Pilzscheiben nur zusammen. Verfügt der Backofen über einen Lüfter, dann sollten Sie ihn für die Dauer des Trocknungsvorganges unbedingt einschalten. Am besten lassen sich Pilze in einem Dörrgerät trocknen, das im Fachhandel schon für weniger als 100 DM erhältlich ist.

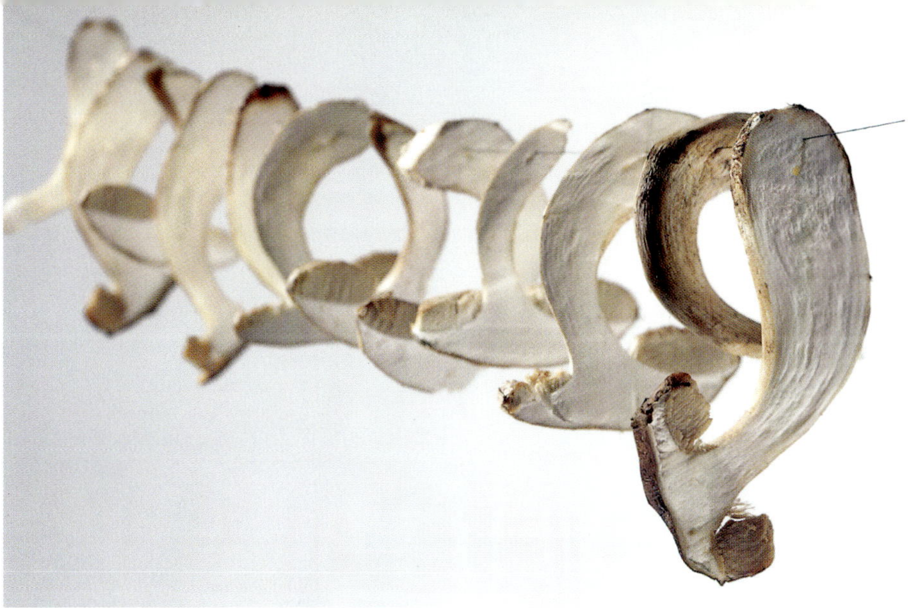

Pilze lassen sich sehr einfach trocknen und werden dadurch vor allem lange haltbar gemacht.

Aufbewahrung

Die Trocknung ist beendet, wenn sich die Pilzscheiben brechen lassen. Solange sie biegsam sind, enthalten sie noch zu viel Wasser und können nicht gelagert werden. Es ist ratsam, die Pilzscheiben nach dem Trocknen zu sortieren und solche, die Verschmutzung, Fraßstellen oder Flecken aufweisen, zu entfernen. Geben Sie sie anschließend bis zur Weiterverarbeitung in Papiertüten oder -säcke, die fest zugebunden werden. Kunststoffbeutel eignen sich für die Aufbewahrung von getrockneten Pilzen nur dann, wenn diese tatsächlich weniger als 10 % Wasser enthalten, also ganz knackig sind. Anderenfalls kann sich in den Kunststoffbeuteln Schwitzwasser

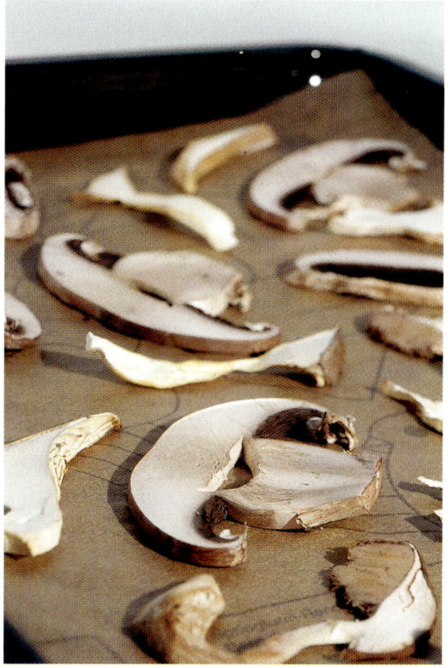

Während der Trocknung auf Pergament müssen die Pilze mehrmals gewendet werden.

bilden. Das macht die Oberfläche der Pilzscheiben nass und lässt sie verschimmeln. Getrocknete Pilze können sehr vielfältig verwendet werden. Sie eignen sich zum Pulverisieren, Extrahieren, zur Herstellung eines Tees und natürlich für schmackhafte Gerichte. Sie sind absolut vollwertig, da durch den schonend durchgeführten Prozess ihre Nähr- und Aromastoffe fast vollständig erhalten bleiben. Trocknen ist der beste Weg, sich einen Vorrat an schmackhaften und gesunden Pilzen zuzulegen.
Sie brauchen die Trockenpilze nur zwei bis drei Stunden vor der geplanten Zubereitung in lauwarmes Wasser legen, dort bekommen sie wieder ihre ursprüngliche Konsistenz.

Sie können das Pilzpulver auch in Form von Kapseln einnehmen.

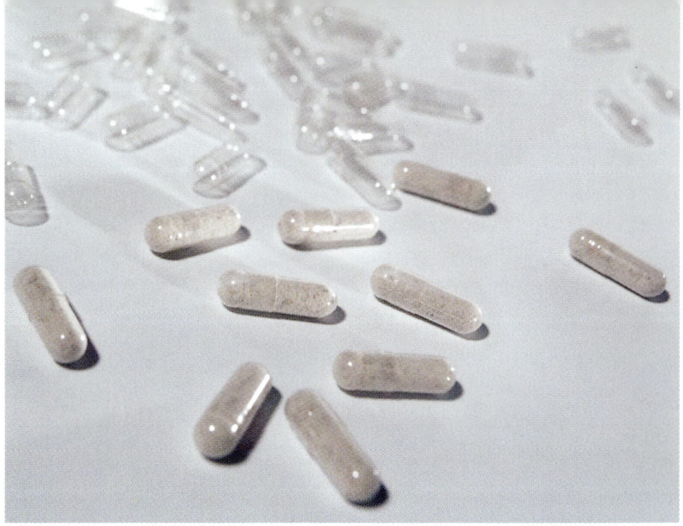

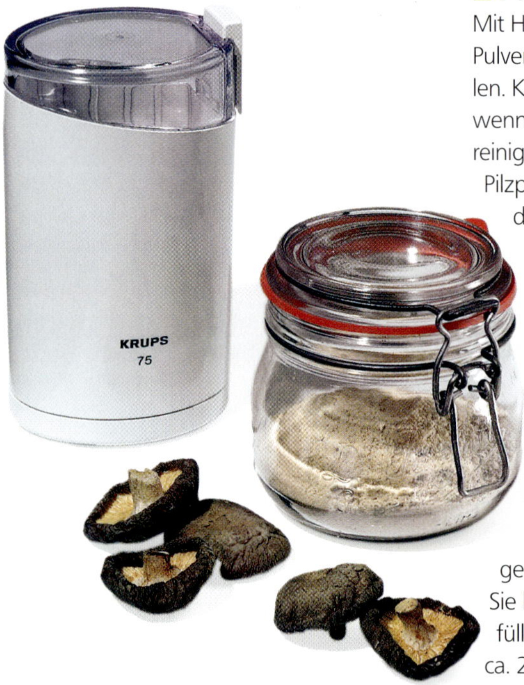

Mit einer Gewürzmühle lässt sich ganz einfach Pulver aus getrockneten Pilzen herstellen.

Pulver aus Pilzen

Mit Hilfe einer Gewürzmühle können Sie Pulver aus den getrockneten Pilzen herstellen. Kaffeemühlen eignet sich dafür nur, wenn sie vor- und nachher problemlos gereinigt werden können. Verschließen Sie das Pilzpulver bis zur Weiterverwendung luftdicht und bewahren Sie es in Dosen oder Einmachgläsern auf. Dabei ist wichtig, diese Dosen oder Gläser vor Gebrauch gründlich auszuspülen und im Backofen so lange zu trocknen, bis auch die geringste Restfeuchtigkeit verdunstet ist.
Als übliche tägliche Dosis für eine Selbstmedikation wird ein gehäufter Teelöffel Pulver in einer Tasse Tee, z. B. Ingwertee, oder Suppe eingerührt und eingenommen.
Sie können das Pilzpulver auch in Kapseln füllen. Eine Kapsel fasst – je nach Pilzart – ca. 200 bis 500 mg. Vom Ling zhi z. B. passt wegen der sehr lockeren Struktur des Pulvers am wenigsten Pulver in eine Kapsel. Von den Kapseln werden in der Regel täglich zweimal (morgens und abends) zwei Stück eingenommen. Bei Schwächung des Immunsystems sind zwei bis drei Kapseln dreimal täglich ratsam.

HERSTELLUNG EINES WÄSSRIGEN PILZEXTRAKTES

Legen Sie die dünn geschnittenen Pilzfruchtkörper in einen Kochtopf und überdecken Sie sie mit Wasser. Das Wasser muss eine Stunde sieden und wird danach über einen Filter aus Tüll abgegossen. Nicht wegschütten! Die im Kochtopf verbliebenen Pilze bedecken Sie mit frischem Wasser und lassen das Ganze noch einmal 30 Minuten kochen. Auch der zweite Sud wird gefiltert und der ersten Portion zugegeben. Die ausgekochten Pilze werden auf dem Komposthaufen entsorgt.
Bringen Sie den gesamten Sud wieder zum Sieden, lassen Sie ihn bei schwacher Hitze eindicken, bis eine zähflüssige Paste entsteht. Dieser Vorgang kann mehrere Stunden dauern. Die Paste wird mit einem

Spachtel dem Kochtopf entnommen und mit Weizenmehl so lange geknetet, bis Sie eine teigähnliche Konsistenz erhalten. Kleine Portionen dieser Masse können anschließend in Kapseln abgefüllt und so eingenommen werden. Die tägliche Dosis beträgt eine Kapsel.
Man kann die Masse auch schonend trocknen, z. B. im leicht geöffneten Backofen bei 50 °C, und danach pulverisieren. Mit dem Pulver können Kapseln gefüllt werden. Eine weitere Möglichkeit ist es, einen halben Teelöffel des Pulvers in eine Tasse warmes Wasser oder Früchtetee einzurühren und zu trinken.
Sie können diesen getrockneten wässrigen Pilzextrakt auch direkt verwenden. Er schmeckt jedoch ziemlich bitter. Um den bitteren Geschmack zu verfeinern, sollten Sie vor Beginn des Kochvorganges etwas Ingwer (ca. 10 % des Pilzgewichtes) und Lakritze (etwa 5 % des Pilzgewichtes) in den Kochtopf geben.

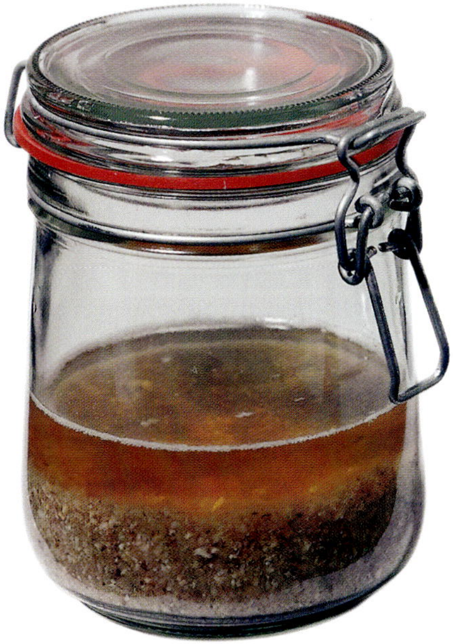

Die alkoholische Flüssigkeit muss die Pilzmasse ganz bedecken. Ragen Pilzreste aus der Flüssigkeit heraus, faulen sie und verderben die Tinktur.

HERSTELLUNG EINES ALKOHOLISCHEN PILZEXTRAKTES (TINKTUR)

Äthylalkohol (90 – 97%ig) wird im Verhältnis 1:1 mit destilliertem Wasser verdünnt. Alkohol und destilliertes Wasser sind in Apotheken erhältlich. Geben Sie 50 g von den getrockneten Pilzfruchtkörpern mit 200 cm^3 des verdünnten Alkohols in einen Mixer. Lassen Sie den Mixer laufen, bis die Pilze eine breiige Konsistenz erhalten. Füllen Sie die Mischung danach in ein 1,5 bis 2 Liter fassendes Einmachglas. Sie können den Vorgang zwei- bis dreimal wiederholen, wobei Sie den alkoholischen Pilzbrei stets in ein und dasselbe Einmachglas geben.
Die Pilzmasse sinkt später auf den Boden des Glases ab. Darüber befindet sich die Flüssigkeit, die mindestens 2 bis 3 cm über der Pilzmasse stehen sollte. Auf keinen Fall dürfen Pilzreste aus der Flüssigkeit herausragen, da sie dann faulen und den Geschmack der Tinktur verderben.

Bewahren Sie das Einmachglas 14 Tage lang an einem warmen, schattigen Platz auf. Während dieser Zeit muss es täglich geschwenkt werden. Danach gießen Sie die Flüssigkeit durch einen Filter (Kaffeefilter) ab, pressen den Rückstand von Pilzfruchtkörpern aus und bewahren die fertige Tinktur in einer vorher gründlich gereinigten Flasche auf. Dieser alkoholische Pilzextrakt behält seine Wirksamkeit zwei bis drei Jahre lang.
Eine weitere Möglichkeit ist, das zurückgebliebene, ausgepresste Pilzmark mit der fünffachen Menge von destilliertem Wasser zu versetzen. Bringen Sie das Wasser für etwa eine Stunde zum Sieden. Nach dem Abkühlen sollten Sie das Pilzmark ein zweites Mal auspressen und danach auf dem Kompostplatz entsorgen. Die ganze Flüssigkeit wird gefiltert (Tüll) und bei geringer Hitze bis auf etwa ein Fünftel ihres ursprünglichen Volumens eingedickt.
Von diesem eingedickten wässrigen Extrakt geben Sie so viel zu dem alkoholischen Extrakt, dass dessen Alkoholgehalt auf 20 bis 25 % absinkt. Eine Alkoholkonzentration von 20 bis 25 % reicht aus, um die Tinktur zu konservieren. War der Alkohol ursprünglich z. B. 90%ig und ist er danach zur Herstellung der Tinktur mit Wasser (im Verhältnis 1:1) auf ca. 45 % verdünnt worden, geben Sie den wässrigen Extrakt ebenfalls im Verhältnis 1:1 dem alkoholischen zu. So erreichen Sie schließlich einen Alkoholgehalt der Mischung von ca. 20 bis 25 %.
Dieser Doppelextrakt ist reicher an immunaktivierenden und tumorhemmenden Substanzen. Er ist zudem tonisierender als der einfache alkoholische Extrakt.
Ein halber bis ganzer Teelöffel des Extraktes morgens und abends, mit wenig Wasser

oder Früchtetee vermischt, gilt als die übliche tägliche Dosis. Eine Kur sollte mindestens drei Monate, im Extremfall bis zu neun Monate dauern.

TEE AUS PILZEN

Nehmen Sie ein entsprechend großes Porzellangefäß, spülen Sie es mit heißem Wasser aus und füllen Sie danach die Pilzmenge ein, die als Tagesbedarf vorgesehen ist. Für eine Tasse Tee wird ein flacher Teelöffel Pilzpulver oder ein Esslöffel geraspelte Pilze benötigt. Dieser wird dann mit kochendem Wasser übergossen, das Gefäß zugedeckt und an einem heißen Ort 15 Minuten stehen gelassen. Dann gießen Sie die Flüssigkeit durch ein Sieb ab, und der Tee ist fertig zum Gebrauch.
Sie können das Pilzpulver auch dem siedenden Wasser zuzugeben. Decken Sie das Gefäß zu und halten Sie das Wasser bei schwacher Hitze weitere drei bis fünf Minuten am Kochen. Der Tee wird danach 10 bis 15 Minuten stehen gelassen und zwischendurch mehrmals umgerührt. Zum Schluss filtern Sie ihn, er ist dann fertig zum Gebrauch. Sie können den Tee mit etwas Honig oder Zucker leicht süßen oder mit Ingwer verfeinern.

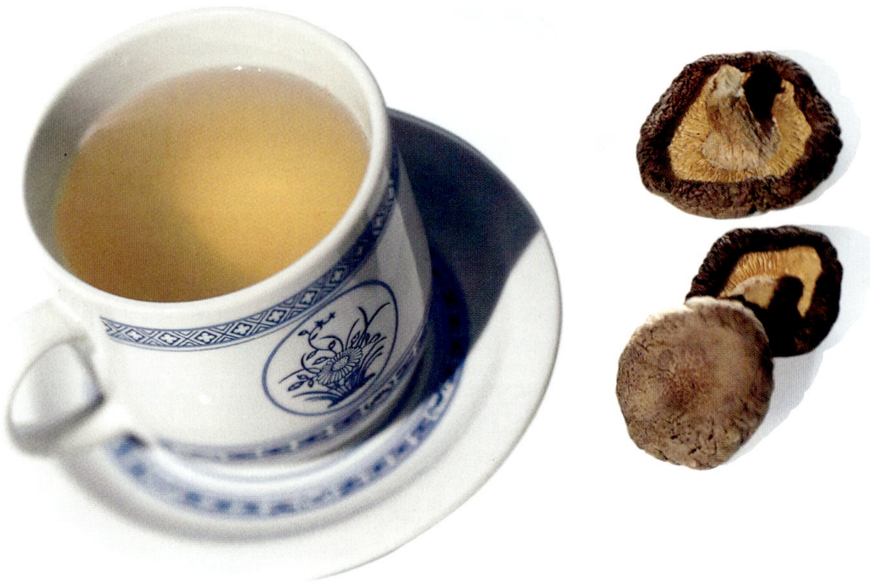

Pilztees haben eine große Heilwirkung und können vielfältig eingesetzt werden.

Pilztees werden im Allgemeinen morgens und abends getrunken. Eine Ausnahme ist, wenn man sie zur Entschlackung trinkt. Für die Entschlackung müssen täglich 1½ bis 2 Liter Tee getrunken werden. Am besten nehmen Sie morgens vor dem Frühstück eine große Tasse und verteilen den Rest auf den ganzen Tag. In einer Thermosflasche bleibt der Pilztee heiß und wirksam. Einen Tee zur Appetitanregung sollten Sie 15 bis 20 Minuten vor einer Mahlzeit, einen, der die Verdauung fördert, 10 bis 15 Minuten nach einer Mahlzeit trinken. Tees gegen Bluthochdruck und Nervosität können jederzeit getrunken werden, solche gegen Bronchitis mehrmals täglich, aber unbedingt auch kurz vor dem Einschlafen.
Tipp: Sie sollten Pilztees bei Raumtemperatur nicht länger als 48 Stunden aufbewahren. Ihre wirksamen Bestandteile verderben, wenn sie ungekühlt gelagert werden. Gekühlt, bei 2 bis 4 °C, bleiben Pilztees dagegen lange genießbar und sind neben ihrer Heilwirkung noch angenehm erfrischend.

Pilze, die heilen

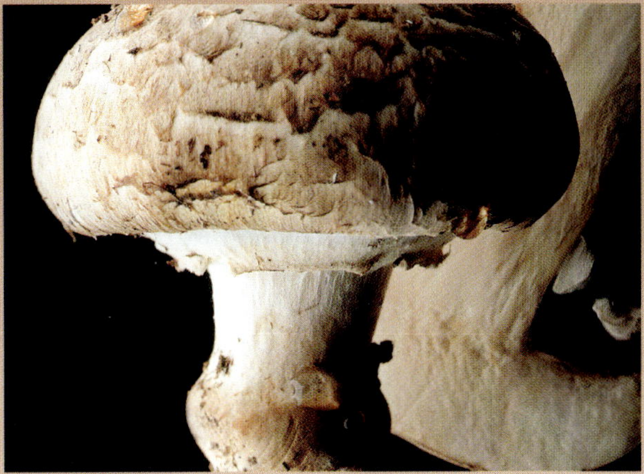

Während in den westlichen Ländern Pilze lange Zeit fast vergessen waren, ist in Ostasien, in China, Japan und Korea, das Wissen über die heilende Wirkung von Pilzen nicht verloren gegangen. Die Kenntnisse darüber werden dort bis zum heutigen Tage gepflegt und ständig erweitert. Neben diesen Ländern mit ihrer uralten Tradition finden sich weiterhin immer mehr Befürworter der Pilztherapie auch in den USA und Kanada. So stößt man inzwischen auf viele einschlägige Informationen über Wirkung und therapeutische Anwendung von Pilzen – nicht nur in der umfangreichen chinesischen und japanischen Fachliteratur, sondern auch in nordamerikanischen Quellen.

Produkte für die Gesundheit

Auch die Palette der verfügbaren Heilpilzprodukte hat in Amerika inzwischen einen beachtlichen Umfang erreicht. Führend sind nach wie vor die ostasiatischen Länder, wo man mit Pilzprodukten für medizinische Zwecke bereits Mitte der 90er-Jahre einen Jahresumsatz von mehr als 3,5 Milliarden Dollar gemacht hat. Doch auch in Nordamerika gibt es inzwischen seriöse Anbieter für Pilztinkturen und -extrakte. Dort ist seit Ende der 80er-Jahre ein gutes Dutzend Bücher erschienen, in denen die Kulturgeschichte, Wirkung, Anwendung und, soweit möglich, auch die Kultivierung von Heilpilzen eingehend beschrieben sind. Viele der in Nordamerika publizierten Berichte beziehen sich jedoch noch immer auf chinesische und japanische Quellen.

Altem Wissen auf der Spur

Es ist der große Verdienst unserer amerikanischen Kollegen, dass sie uns mit ihren Publikationen helfen, das schwer zugängliche ostasiatische Schrifttum über Heilpilze zu erschließen. Einige Experten haben sich dort inzwischen sogar der Erforschung der Heilpilze zugewendet und den Wissenstand im Hinblick auf ihre Zubereitung und Anwendung weiterentwickelt.

Einen Teil dieses Wissens haben wir hier für Sie aufbereitet. Wir sind überzeugt, dass die Wertschätzung der Pilze aus der Sicht der Heilung künftig auch bei uns steigen wird. Immer mehr Menschen wenden sich den Naturheilverfahren zu und bevorzugen alternative Heilmethoden wie Ozontherapie, Bioresonanztherapie oder Phytotherapie.

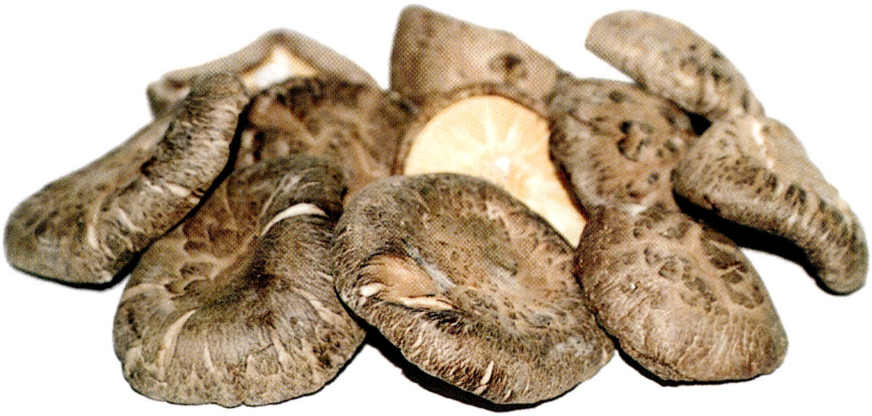

Viele Pilze eignen sich zur Heilbehandlung, auch Mykotherapie genannt, in der Pilze oder pilzliche Substanzen zur Vorbeugung und Behandlung vieler Krankheiten verwendet werden.

Da ist es an der Zeit, endlich die Wissenslücken im Bezug auf die Pilze zu schließen. Denn deren Schattendasein in der Therapie beruht vielfach nur auf Unkenntnis und Fehlinformation.

Die wichtigsten Heilpilze

Der Amerikaner S. G. Jong hat zusammen mit seinem chinesischen Kollegen Q. Y. Yang im Jahre 1989 eine Liste der Pilze veröffentlicht, die sich in der traditionellen chinesischen Volksmedizin für eine Therapie eignen. Diese Liste umfasst 105 Arten. So viele können wir in diesem Buch bei weitem nicht besprechen. Das Werk *An Enumeration of Chinese Materia Medica* aus dem Jahre 1999, in dem alle in China heute gebräuchlichen Heilmittel aufgeführt sind, enthält immerhin noch 29 Pilzarten, die arzneilich genutzt werden. Auch diese Zahl würde unseren Rahmen sprengen. Wir werden im Folgenden sechs Heilpilzarten beschreiben, die in China und in manchen anderen Ländern bereits Eingang in die moderne klinische Medizin gefunden haben. Diese sechs Arten haben nach unserer Überzeugung die größten Chancen, auch in Deutschland eine Karriere zu machen. Ausführliche Information über weitere Heilpilze finden Sie in dem Buch *Die Heilkraft der Pilze – gesund durch Mykotherapie* von Prof. Jan Lelley.

DIE CHINESISCHE MORCHEL

(Auricularia spp.)

Steckbrief und Vorkommen

Die Chinesische Morchel besitzt einen becher-, ohren- oder muschelförmigen, 3 bis 10 cm großen, äußerst dünnfleischigen Fruchtkörper mit sehr kurzem Stiel.
Der Fruchtkörper ist rötlich, olivegrau oder rotbraun. Das Fruchtfleisch ist gelatinös, getrocknet schrumpft es stark zusammen. Wenn man den getrockneten Pilz jedoch ins Wasser legt, quillt er nach kurzer Zeit auf und nimmt seine ursprüngliche Form an. Bevorzugte Nährgrundlage der Chinesischen Morchel in freier Natur sind alte, absterbende Sträucher des Schwarzen Holunders. Der Pilz kommt aber oft auch an Buchen sowie Robinien und Weiden vor.
Er ist ganzjährig anzutreffen, frische Fruchtkörper werden jedoch hauptsächlich im Frühling gebildet.

Kulturgeschichte

Man hat in Deutschland und anderswo in Europa von der Chinesischen Morchel als Speisepilz nie besonders viel gehalten. Sie gilt als unergiebig und fade vom Geschmack. Die Chinesen dagegen schätzen sie seit uralten Zeiten als besonderen Leckerbissen. Auch heute darf sie in zahlreichen Gerichten der chinesischen Küche nicht fehlen. Man nennt sie dort „Yun-erh", oder „Liu-er", am häufigsten jedoch „Mu-erh", was so viel wie Waldohr oder Baumohr bedeutet.

Die Chinesische Morchel ist zugleich einer der ältesten Kulturspeisepilze. Man baut sie den Berichten zufolge in China seit etwa 1500 Jahren an. Die gegenwärtig produzierten Mengen sind gewaltig. Sie belaufen sich weltweit auf nahezu 500 000 Tonnen jährlich, wovon das meiste in China, Taiwan, Korea und Japan angebaut wird. Älter noch sind die Erfahrungen mit diesem Pilz in freier Natur. Die älteste Erwähnung findet sich in einer Schrift namens „Pen King" aus der Zeit zwischen 300 und 200 v. Chr., also vor etwa 2300 Jahren.

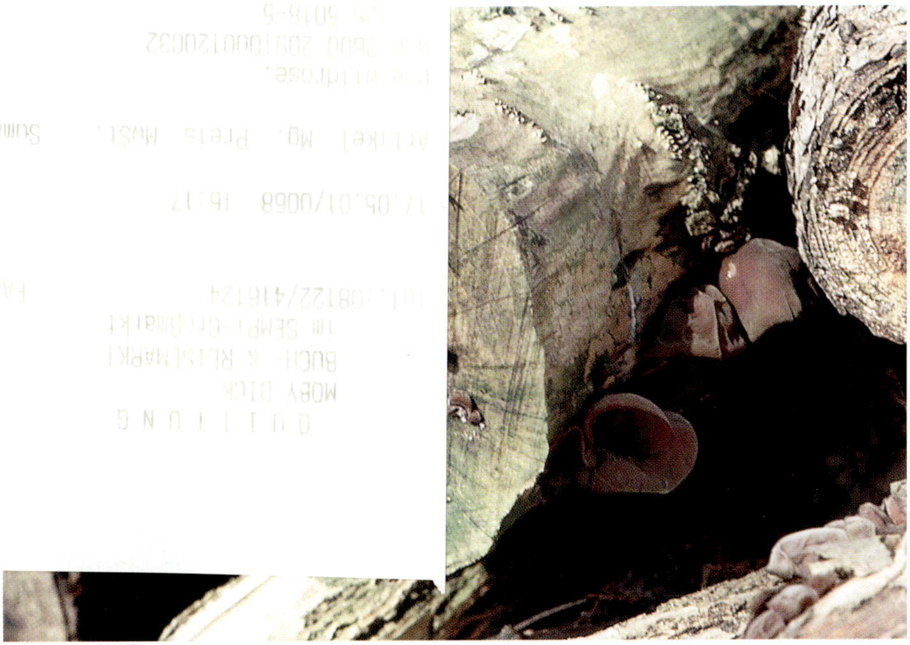

Die Chinesische Morchel wächst hauptsächlich an alten absterbenden Sträuchern des Schwarzen Holunders. Man findet sie aber auch ganzjährig an Buchen sowie Robinien und Weiden.

Altbekannte Heilkräfte

Die Chinesische Morchel spielt als Heilpilz sowohl im Abendland als auch im Morgenland seit Jahrhunderten eine überaus bedeutende Rolle. Es gibt von ihr vier Arten, die uns besonders interessieren. Eine von ihnen, der Holunderschwamm (*Auricularia auricula judae)*, gelangte in Europa zu hoher Wertschätzung. Seine Heilkräfte wurden in den Kräuterbüchern schon vor 300 – 400 Jahren gepriesen:

„Hollunderschwämme löschen und trucken nieder allerlei Hiz und Geschwulst, zuvor in Rosenwasser oder Wein gewicht und übergelegt."
(Lonicerus, 1679)

Edmund Michael, führender deutscher Pilzforscher, schrieb im Jahre 1905, dass der Holunderschwamm in den Apotheken einst als „Fungus Sambuci" verkauft und von den Menschen zu Umschlägen bei Augenentzündungen verwendet wurde.

Auricularia polytricha, *Auricularia delicata* und *Auricularia mesenterica* werden in Ostasien für Heilzwecke verwendet. Alle haben den Berichten zufolge hervorragende medizinische Wirkungen. Einschlägige Informationen tauchen in Schriften bereits zur Zeit der Tang-Dynastie im 7. Jahrhundert n. Chr. auf. Damals schon hat man für die Behandlung von Hämorrhoiden die Chinesische Morchel verwendet.

Chemische Zusammensetzung

- Eiweiß: 14,4 %
- Fett: 1,2 %
- Kohlenhydrate: 65,4 %
- Ballaststoffe: 4,2 %
- Mineralien: 5,4 %

Mineralstoffanteil in getrockneten Pilzen:

- Kalium: 35 %
- Kalzium: 18 %
- Natrium: 6 %
- Magnesium: 6,6 %
- Phosphor: 7,9 %
- Silizium: 9,7 %

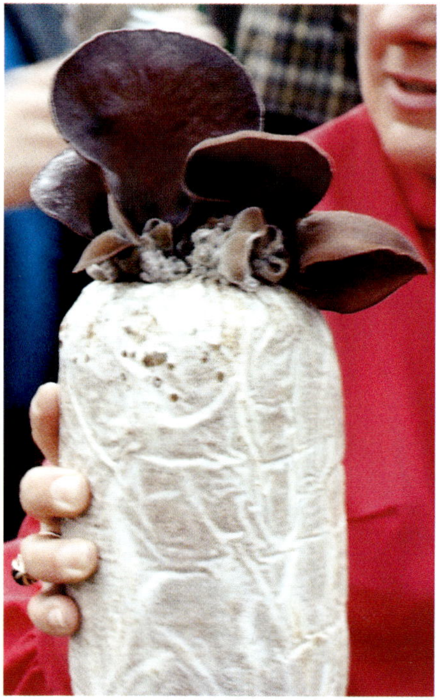

Die Chinesische Morchel wird auch Judasohr genannt, da sie einen ohrmuschelförmigen Wuchs hat.

Verwendung in der traditionellen fernöstlichen Medizin

- Linderung kardialer Schmerzen
- Unterdrückung eitriger Geschwülste
- Heilung erkältungsbedingter Durchfälle
- Steigerung der physischen und psychischen Kräfte
- Heilung einer Uterusblutung
- Heilung blutender Hämorrhoiden
- Heilung von Bauch- und Zahnschmerzen
- Heilung von Entzündungen der Haut und der Schleimhäute

Verwendung in der modernen Naturheilkunde Ostasiens

- gegen Bluthochdruck
- gegen Arterienverkalkung
- zur Thrombosevorbeugung
- gegen Magenverstimmung
- gegen Blutausscheidung im Harn
- gegen blutende Hämorrhoiden
- gegen Uterusblutung
- als immunstabilisierendes Tonikum

Wohlbekannt ist die blutgerinnungshemmende Wirkung des Pilzes. Dies haben auch deutsche Wissenschaftler in Laborexperimenten nachgewiesen. Hinzu kommen u. a. noch die Senkung des Gesamtcholesterin-, Triglycerid- und Fettgehaltes im Blut, eine Schutzwirkung auf die Zellen der so genannten Langerhans-Inseln in der Bauchspeicheldrüse, eine Erhöhung der Superoxiddismutase-Aktivität im Gehirn und in der Leber. Die Chinesische Morchel fängt – chinesischen Forschungsergebnissen zufolge – freie Radikale (siehe *Seite 29*), stimuliert das Immunsystem, wirkt gegen eine krankhafte Verminderung der weißen Blutzellen und hemmt die Bildung der bösartigen Fleischgeschwulst Sarcoma 180.

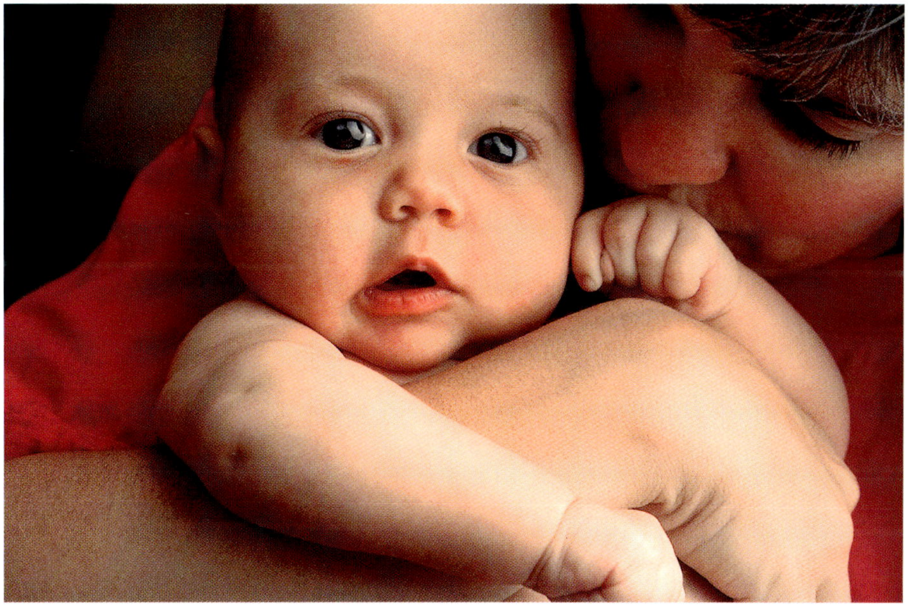

Für ein Tonikum nach einer Entbindung tränken Sie Chinesische Morcheln in Weinessig und verzehren täglich 5 bis 6 g davon.

Anwendung und Zubereitung für den täglichen Gebrauch

In der chinesischen Naturheilkunde wird die Chinesische Morchel u.a. bei folgenden Leiden angewandt:
Bei Bluthochdruck, Arterienverkalkung und blutunterlaufenen Augen:
3 g Chinesische Morchel in ½ Liter Wasser einweichen, über Nacht stehen lassen, danach 1½ Stunden bei geringer Hitze dünsten. 1 bis 2 Teelöffel Zucker oder etwas Honig zugeben, um den Geschmack zu verbessern. Abends, vor dem Schlafengehen, 1 bis 2 Tassen aus dieser Zubereitung trinken.

Bei Magenverstimmung, verbunden mit Übelkeit und Niedergeschlagenheit:
7 bis 8 größere Fruchtkörper in ½ Liter Wasser 1 bis 2 Stunden dünsten, vom Sud zweimal täglich eine Tasse trinken.

Bei Blutausscheidung im Harn, bei blutenden Hämorrhoiden sowie bei Uterusblutung:
15 g Pulverzucker mit 15 g getrockneten pulverisierten Chinesischen Morcheln vermischen. Die Mischung in 1 Liter Wasser bei schwacher Hitze 1 bis 2 Stunden dünsten, vom Sud täglich zweimal eine Tasse trinken.

Für ein Tonikum nach einer Entbindung:
30 g Chinesische Morchel in Weinessig tränken und täglich 5 bis 6 g verzehren.

Erhältliche Zubereitungen der Chinesischen Morchel

Die in Deutschland erhältlichen Produkte sind als Nahrungsergänzungsmittel eingestuft. Es handelt sich um Teezubereitungen wie z. B. ein Vital-Pilztee, der zu je einem Drittel aus der Chinesischen Morchel, aus Ling zhi und Shii-take besteht. Die für den Tee verwendeten Pilze stammen aus kontrolliertem Anbau der chinesischen Provinz Zhejiang. Die Pilze werden sorgfältig getrocknet und schonend vermahlen.

Von den Teezubereitungen nimmt man 1 gehäuften Teelöffel (ca. 2,5 g) für ein Glas oder eine Tasse (200 bis 250 ml) oder 2 bis 3 Esslöffel (6 bis 9 g) für 1½ bis 2 l siedend heißes Wasser. Man lässt den Tee 10 bis 15 Minuten ziehen und trinkt ihn entweder nur morgens oder verteilt während des ganzen Tages.

Weitere Produkte sind Kapseln, die das Pulver der Chinesischen Morchel enthalten. Von diesen Kapseln werden täglich 2 bis 4 mit etwas Flüssigkeit verzehrt.
Auch Tabletten gibt es, die außer der Chinesischen Morchel zusätzlich lebenswichtige Vitamine und das Spurenelement Selen enthalten. Von den Tabletten sollte man täglich 2 x 2 Stück verzehren. Schließlich ist auch ein Extrakt der Chinesischen Morchel erhältlich, der etwa 15fach konzentrierter ist als das Pulver. Der Extrakt wird ebenfalls in Kapselform angeboten (Inhalt ca. 250 mg Extrakt/Kapsel). Die Verzehrempfehlung des Extraktes lautet: Täglich 2 x 1 Kapsel mit etwas Flüssigkeit einnehmen.

Wie immer haben wir uns bemüht, dass Sie die angesprochenen Produkte in den im Bezugsquellenverzeichnis genannten Läden (siehe ab *Seite 90*) beziehen können.

DER EICHHASE

(Polyporus umbellatus)

Der Eichhase, chinesisch Zhu ling, wird zum ersten Mal bereits im „Kompendium der Arzneimittel des frommen Bauers" *(Shen Nong Ben Cao Jin)* vor fast 2000 Jahren erwähnt. Bis zum heutigen Tage behielt der Eichhase in China seine Bedeutung als Heilmittel. Er ist auch hierzulande verbreitet, kommt allerdings nicht allzu häufig vor.

Steckbrief und Vorkommen

Der Eichhase wächst in dichten Büscheln von Juni bis Oktober auf dem Boden von Eichen- und Buchenwäldern, meistens in der Nähe von Baumstämmen oder Stubben. Oft enthält ein Büschel mehrere Hundert Fruchtkörper, die alle einem gemeinsamen Strunk entspringen und zusammen bis zu 20 kg schwer werden können. Die einzelnen Hüte sind klein, rundlich, 2 bis 5 cm breit und hellbraun. Der Pilz wächst aus einem Dauerorgan, dem so genannten Sklerotium, heran, das sich in geringer Tiefe

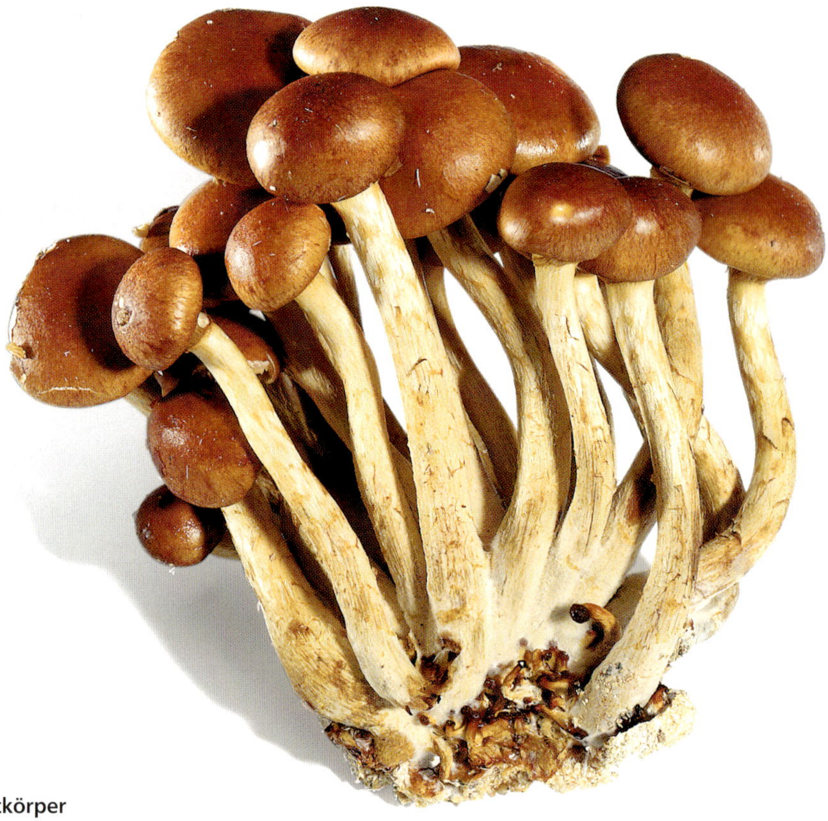

Junge Fruchtkörper des Eichhasen.

im Boden befindet. Das Sklerotium ist oft von dünnen Wurzeln lebender Bäume durchdrungen. Der Eichhase gilt als Parasit und Saprophyt zugleich. Als Parasit befällt er lebende Bäume, als Saprophyt lebt er auf toter organischer Substanz. Er wird mehrere Jahre alt und bringt alljährlich reichlich neue Fruchtkörper hervor.

Besondere Eigenschaften

Der Eichhase riecht leicht mehlartig und schmeckt süßlich. Pilzfreunde bezeichnen ihn als wohlschmeckend, doch er verdirbt leicht und ist dann, allein schon wegen des üblen Geruchs, nicht mehr genießbar. Man sollte den Pilz deshalb nach dem Sammeln schnellstmöglich zubereiten oder trocknen und pulverisieren. Der Geschmack des unterirdischen Sklerotiums des Eichhasen wird von Vertretern der traditionellen chinesischen Heilkunde als mild, süßlich und fad bezeichnet.

Chemische Zusammensetzung

Im Sklerotium des Eichhasen wurden Ergosterin (die Vorstufe des Vitamin D), das zu dem Vitamin-B-Komplex gehörende Biotin sowie Polysaccharide (komplizierte Zuckermoleküle) und Eiweiß gefunden. In getrockneten Pilzen fand man 7,9 % Roheiweiß, 45,6 % Ballaststoffe, 0,5 % Kohlenhydrate, 6,6 % Mineralstoffe sowie auch die oben erwähnten, in den Sklerotien enthaltenen Substanzen. Der Mineralstoffanteil des Eichhasen besteht aus beträchtlichen Mengen von Kalzium, Kalium und Eisen sowie aus kleineren Mengen Natrium, Mangan, Zink und Kupfer. Der Ergosterin- und Polysaccharidgehalt ist – chinesischen Angaben zufolge – in den zwei Jahre alten Pilzen am höchsten.

Verwendung in der traditionellen fernöstlichen Medizin

Der Eichhase war schon vor etwa 2000 Jahren Gegenstand der Betrachtungen in der chinesischen Fachliteratur. Folgende Anwendungsgebiete sind für ihn aus der traditionellen Heilkunde bekannt:

- wirkt harntreibend und entwässert durch gesteigerten Harnfluss
- bei Ödemen, spärlichem Harnvolumen, bei Durchfall und Gelbsucht
- öffnet und lockert die Struktur der Haut, des Muskelgewebes und der Schweißdrüsenporen
- erleichtert das Wasserlassen während der Schwangerschaft

Verwendung in der modernen Naturheilkunde Ostasiens

Tierversuche und moderne klinische Tests, die hauptsächlich in China durchgeführt wurden, bestätigen die meisten der traditionellen Empfehlungen. So hat man z. B. Versuchsratten einen Extrakt des Eichhasen injiziert. Ihre Urinproduktion sowie die Natrium- und Chloridausscheidung erhöhten sich daraufhin signifikant. Der Effekt war ähnlich wie nach der Applikation von anerkannten harntreibenden Mitteln. Allerdings mit dem Unterschied, dass letztere in der

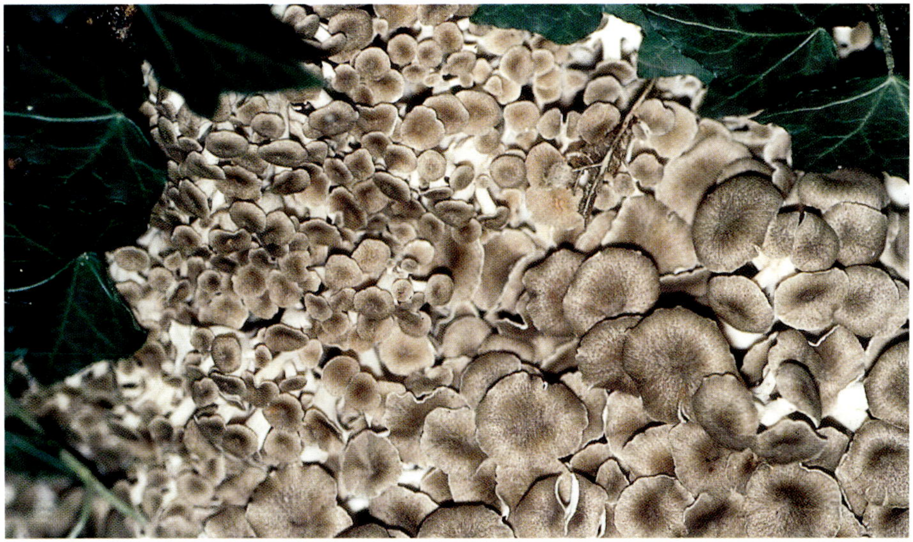

Der Eichhase ist auch heutzutage ein wichtiges Heilmittel in China. Man kann ihn mitunter auch hierzulande finden.

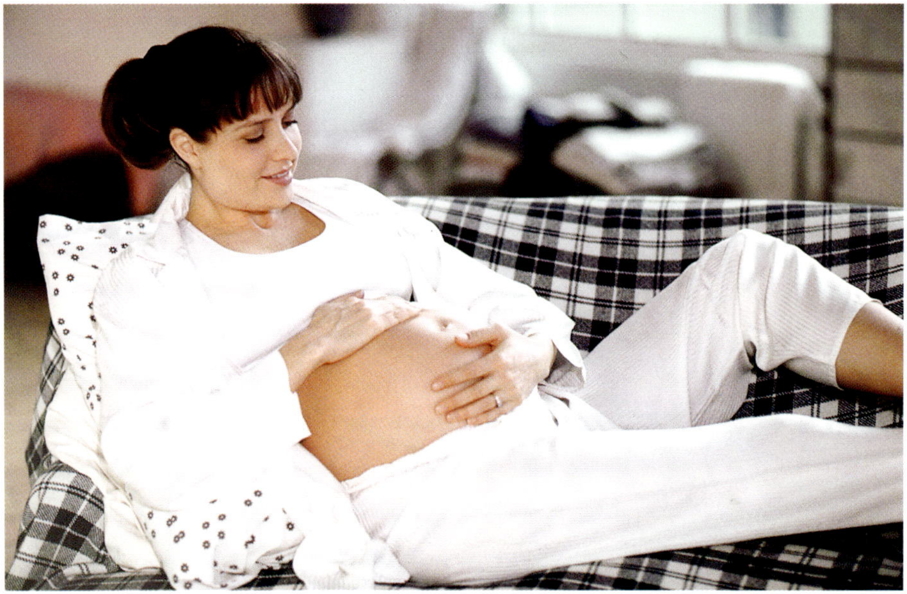

Auch Schwangere können vom Verzehr des Eichhasen profitieren, da er das Wasserlassen in der Schwangerschaft wesentlich erleichtert.

Regel auch noch eine Steigerung der Kaliumausscheidung bewirken, was jedoch unerwünscht ist, da das Kalium wichtige Funktionen im Organismus wahrnimmt. Der Pilzextrakt bewirkte dagegen keine erhöhte Kaliumausscheidung der Versuchstiere. Die erhöhte Urinproduktion nach Einnahme des Eichhasen stellte sich auch bei klinischen Tests mit Patienten ein.

Mit Heißwasserextrakten und alkoholischen Extrakten des Eichhasen wurden auch in der Krebsbekämpfung bemerkenswerte Ergebnisse erzielt. Dies gilt insbesondere gegen die bösartige Bindegewebegeschwulst Sarkoma 180, gegen Leberkrebs sowie gegen einige andere in Versuchen induzierten Krebsarten. Es wurde nachgewiesen, dass der Pilz die Produktion des Immunglobulin M beschleunigt und die phagozytische Kraft der Monozyten stärkt, eine Form der weißen Blutzellen, welche die größten Zellen des normalen Blutes darstellen.

Am *Institute of Chinese Drugs, Academy of Chinese Tradional Medicine* wurde aus dem Eichhasen ein Extrakt namens „757" erzeugt. Auch damit hat man bei Krebstherapien gute Erfahrungen gemacht. Das Produkt stärkt ferner das Immunsystem und lindert die belastenden Nebeneffekte chemotherapeutischer Behandlungen. Fasst man die Verwendungsmöglichkeiten des Eichhasen zusammen, die durch wissenschaftliche Untersuchungen belegt worden sind, erhält man folgendes Wirkungsspektrum:

- stärkt das Immunsystem
- hemmt das Tumorwachstum
- wirkt antibakteriell
- wirkt entwässernd, entschlackend, harntreibend

Anwendung und Zubereitung für den täglichen Gebrauch

Die einfachste Anwendungsmöglichkeit des Eichhasen für die Selbstmedikation ist die Bereitung eines Suds. Kochen Sie dafür als tägliche Dosis 6 bis 15 g getrocknete und pulverisierte Pilze 10 bis 15 Minuten lang aus. Eine weitere Möglichkeit ist die Herstellung eines wässrigen oder alkoholischen Extraktes gemäß der Beschreibung auf *Seite 33*. Die Zielsetzung einer Selbstmedikation mit dem Eichhasen sollte eine Entwässerung und Entschlackung des Körpers sein.

Erhältliche Zubereitungen des Eichhasen

Die in Deutschland erhältlichen Produkte sind als Nahrungsergänzungsmittel eingestuft und können insbesondere zur Entwässerung, Entschlackung und Verbesserung der Hautstruktur verwendet werden.
An erster Stelle sind Teezubereitungen zu nennen, die neben dem Eichhasen meistens auch bis zu 40 % Ling zhi enthalten, um die wohltuende Wirkung des Eichhasentees noch zu verstärken.

Von den Teezubereitungen nimmt man 1 gehäuften Teelöffel (ca. 2,5 g) für ein Glas oder eine Tasse (200 bis 250 ml) oder 2 bis 3 Esslöffel (6 bis 9 g) für 1½ bis 2 l siedend heißes Wasser. Man lässt den Tee 10 bis 15 Minuten ziehen und trinkt ihn entweder nur morgens oder verteilt während des ganzen Tages.
Ferner sind Kapseln erhältlich, die das Pulver der Eichhasen enthalten. Von diesen Kapseln werden täglich 2 bis 4 mit etwas Flüssigkeit verzehrt.

Die Hobbythek hat veranlasst, dass Sie die beschriebenen Produkte in den im Bezugsquellenverzeichnis genannten Läden (siehe ab *Seite 90*) beziehen können.

DER CHINESISCHE RAUPENPILZ

(Cordyceps sinensis)

In den alpinen Graslandschaften Südwestchinas, in der Provinz Yunnan, in Mittel- und Nordchina und in Tibet, in Höhenlagen bis zu 5000 m, wird von den Einheimischen seit Jahrtausenden ein Pilz gesammelt, dessen Fruchtkörper wie ein Finger oder Bleistift 4 bis 10 cm hoch aus dem Boden ragt. Er erinnert überhaupt nicht an einen gewöhnlichen Pilz. Das ist nicht überraschend, da der Chinesische Raupenpilz nicht an Holz lebt, auch nicht im Streu oder Kompost. Er befällt und parasitiert unterirdisch lebende Raupen, tötet sie ab und treibt anschließend auf die Erdoberfläche. Massenhaft kommt der Chinesische Raupenpilz in der Natur nicht mehr vor, schon gar nicht, seitdem professionelle Suchtrupps landesweit hinter ihm her sind, um eine wirkungsvolle Medizin oder ein stärkendes Tonikum aus ihm zu bereiten. Es nimmt deshalb kein Wunder, dass der Preis dieses Pilzes pro Kilogramm mittlerweile bis auf 3000 US-Dollar gestiegen ist. Der Chinesische Raupenpilz ist der teuerste unter seinen Artgenossen. Er übertrifft selbst die Königin der Speisepilze, die Trüffel.

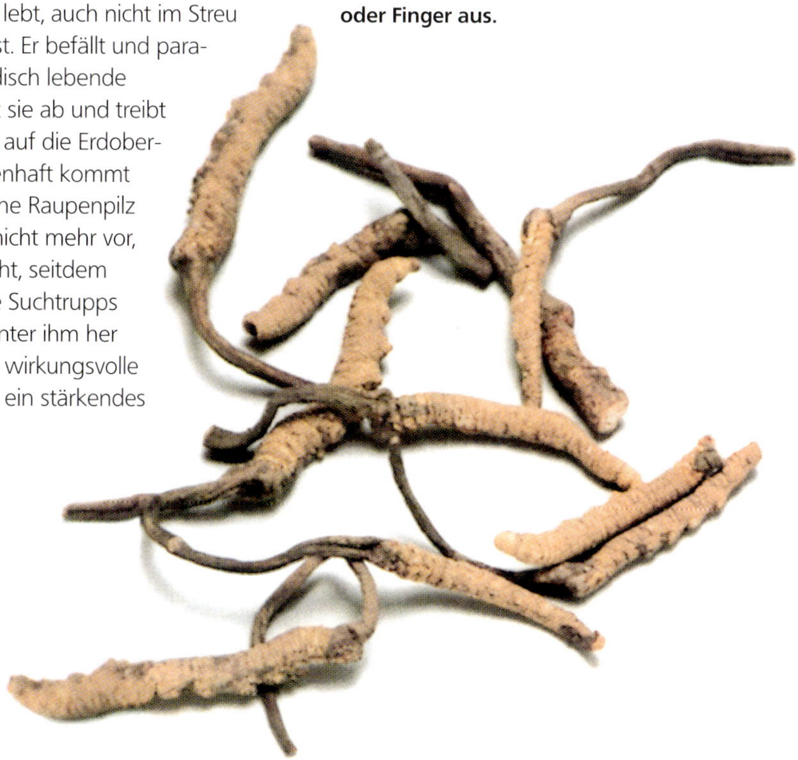

Der Fruchtkörper des Chinesischen Raupenpilzes sieht wie ein Bleistift oder Finger aus.

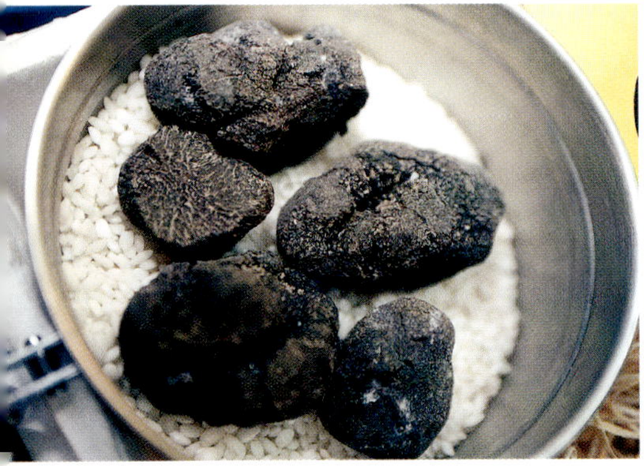

Der Chinesische Raupenpilz wird sogar noch teurer bezahlt als die Königin der Speisepilze, die Trüffel.

Steckbrief und Vorkommen

Der Chinesische Raupenpilz befällt die Larven von Wurzelbohrern *(Hepialus spp.)*, primär die von *Hepialus armoricanus*. Die Weibchen dieser Schmetterlinge streuen ihre zahlreichen kleinen Eier nach der Paarung in die Nähe von Löwenzahn, Hopfen, Nesseln, Knöterich und anderen Kräutern. Aus den Eiern schlüpfen Raupen, die wenige Zentimeter unter der Erdoberfläche leben und sich von den Wurzeln dieser Pflanzen ernähren.
Nachdem der Pilz eine Raupe befällt, durchwuchert und verdaut er ihren ganzen Körper, bis nur die mumifizierte äußere Schale und der Verdauungskanal übrig bleiben. Letzterer wird vom Pilz zum Schluss auch noch verdaut. Im Spätherbst und im Winter werden vom Kopfende der Raupenhülle, die nunmehr vom Pilzgeflecht gefüllt ist, so genannte Sklerotien gebildet, die aus dem Boden ragen. Sklerotien sind Dauer- und Reserveorgan von Pilzen, mit denen sie ungünstige Zeiten überdauern können. Diese Sklerotien der Chinesischen Raupenpilze werden als Fruchtkörper gesammelt und verwertet. Sie sehen aus der Nähe betrachtet wie eine kleine Keule aus, die im unteren, schmalen Teil nur 2 bis 4 mm dick ist, im oberen jedoch einen Durchmesser von bis zu 6 mm erreicht.
Um den chronischen Mangel an dem Chinesischen Raupenpilz zu beseitigen, haben sich Wissenschaftler und Biotechnologen in jüngster Zeit intensiv mit den Möglichkeiten der Kultivierung dieses Pilzes beschäftigt. Es gelang, das Myzel (Pilzgeflecht) im Laboratorium in geeigneten Nährlösungen in Bioreaktoren zu kultivieren. Das Problem des Nachschubs des Ausgangsmaterials für verschiedene Zubereitungen konnte dadurch gelöst werden. Besonders erfreulich ist, dass das Myzel des Chinesischen Raupenpilzes und der Extrakt aus ihm genauso wirksam, bei manchen Indikationen sogar noch erheblich wirksamer, sind als der Fruchtkörper.

Kulturgeschichte

Der Raupenpilz wird in China seit Jahrhunderten als Medizin benutzt. Den Chroniken zufolge haben die chinesischen Kaiser Yong und Qian in der Ching-Dynastie (1644 – 1911) den ersten Anstoß dafür gegeben. Beschrieben wurde der Pilz von Zun Cheng in der

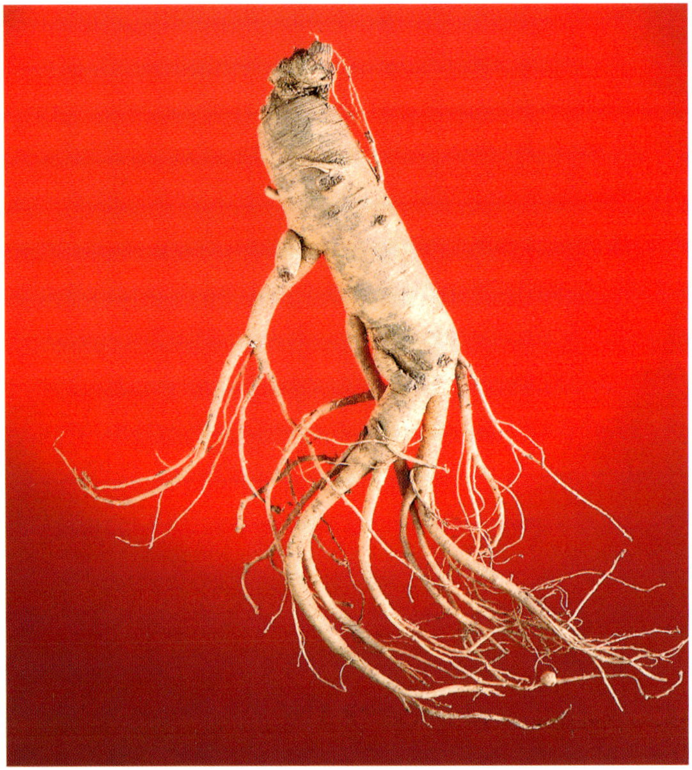

Die Wirkung des Chinesischen Raupenpilzes wird mit der von Ginseng verglichen.

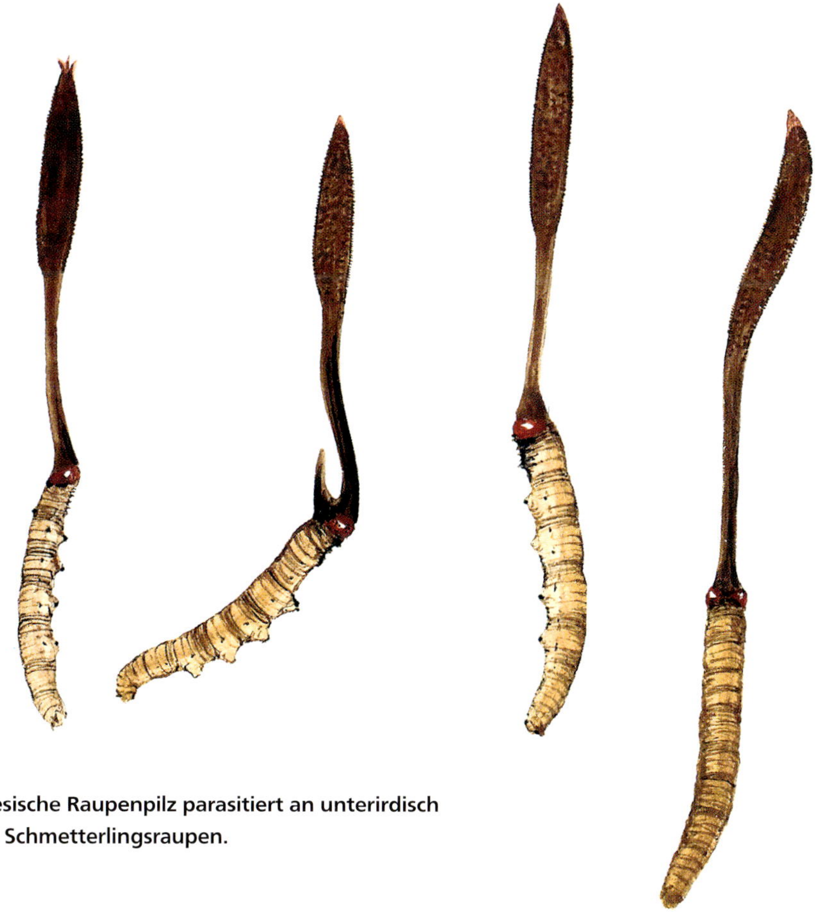

Der Chinesische Raupenpilz parasitiert an unterirdisch lebenden Schmetterlingsraupen.

„Materia Medica in neuer Fassung". Die beliebteste Art, ihn zu gebrauchen, war wie folgt: Fünf Drachmen (die Drachme entspricht 3,4 g) des Pilzes wurden in eine ausgenommene Ente gestopft. Danach wurde die Ente über offenem Feuer langsam gebraten, bis sie gar war. Zum Schluss entfernte man die Pilzfüllung und aß in den nächsten 8 bis 10 Tagen täglich zweimal von der Ente. Nach Meinung chinesischer Gelehrten entsprach diese Dosis etwa der Wirkung von 50 g Ginseng.

Chemische Zusammensetzung

Der Chinesische Raupenpilz enthält im Durchschnitt:

- 10,8 % Wasser
- 25,3 % Roheiweiß
- 8,4 % Fett
- 28,9 % Kohlenhydrate
- 18,5 % Ballaststoffe
- 4,1 % Mineralstoffe

Im Eiweiß des Pilzes wurden hochwertige Aminosäuren gefunden. Sein Fett besteht zu 13 % aus gesättigten Fettsäuren (Stearinsäure) und zu 82,2 % aus ungesättigten Fettsäuren, davon 31,7 % Ölsäure, 68,3 % Linolsäure. Man hat ferner noch Uracil, einen Bestandteil der Ribonukleinsäure, sowie Adenin und dessen Folgeprodukt, das Adenosin, in dem Raupenpilz nachgewiesen. Schließlich haben japanische Forscher Ende der 80er-Jahre auch drei eiweißgebundene Antitumor-Polysaccharide im Chinesischen Raupenpilz entdeckt.

Verwendung in der traditionellen fernöstlichen Medizin

- **Bei den Atmungsorganen**: gegen Husten und Asthma, bei Tuberkulose und zum Schutz der Lunge
- **Zur Immunstärkung**: bei Krebs, Gelbsucht und allergischen Erkrankungen
- **Für innere Anwendung**: zur Wiederauffüllung der Samenflüssigkeit, zur Unterstützung und Stärkung der Nebennieren und der Eierstöcke
- **Sonstige Anwendungen**: bei Blutarmut und Hexenschuss, bei Lenden- und Knieschmerzen, als Nierentonikum sowie bei Kraftlosigkeit nach schwerer Erkrankung und zur Steigerung der Vitalität

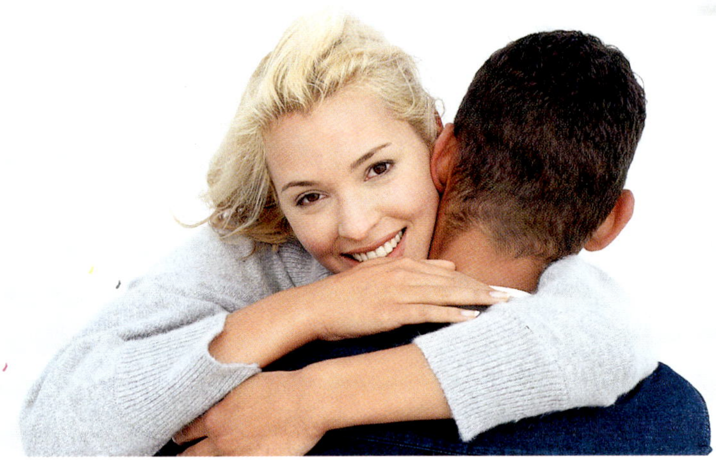

Der Chinesische Raupenpilz verhilft zu einem erfüllten Liebesleben.

Verwendung in der modernen Naturheilkunde Ostasiens

Aufgrund pharmakologischer Studien sind viele positive Wirkungen des Chinesischen Raupenpilzes auf den menschlichen Organismus bestätigt worden. Solche sind unter anderem:

- hemmt die Ausbildung eines stressbedingten Magengeschwürs
- fördert die Regeneration des glatten Muskelgewebes
- verbessert die Leberfunktion
- wirkt gegen Unregelmäßigkeiten der Herztätigkeit
- verbessert die Nierentätigkeit
- stimuliert das Immunsystem, insbesondere die Aktivität der weißen Blutkörperchen, der Makrophagen, der natürlichen Killerzellen sowie die von Gamma-Interferon, Interleukin-1 und Immunglobulin
- erhöht die sexuelle Aktivität bei Personen mit sexueller Unterfunktion
- erhöht die Ausdauer

Besonders die Erhöhung der sexuellen Aktivität und der Ausdauer durch den Chinesischen Raupenpilz sind heute von herausragendem Interesse. Die Steigerung der sexuellen Aktivität von weiblichen, aber hauptsächlich von männlichen Patienten wurde in einer Studie an 243 Personen mit sexueller Unterfunktion an der Medizinischen Fakultät in Peking nachgewiesen. 97 Personen haben ein Blindpräparat erhalten. Von den übrigen erhielten 159 Personen ein Myzelprodukt und 38 die Fruchtkörper des Chinesischen Raupenpilzes. Die Dosis lag bei 330 mg dreimal täglich, die Versuchsdauer betrug 40 Tage.

In der Gruppe, die ein Fruchtkörperprodukt erhielt, stellte sich bei 31,6 % der Personen eine deutliche Verbesserung und/oder eine Normalisierung ihrer sexuellen Aktivität ein. Bei den Personen, die das Myzelprodukt erhielten, lag die Rate der signifikanten Verbesserung und/oder Normalisierung bei mehr als 65 %. Das Verabreichen des Blindpräparates führte – als Placeboeffekt – bei 22,14 % der Patienten zu Verbesserungen ihrer sexuellen Aktivität.

Es wird berichtet, dass Mitglieder des chinesischen olympischen Teams Raupenpilz-Präparate nehmen, um sich von Trainingsanstrengungen schneller zu erholen und ihre Leistung bei Wettkämpfen zu erhöhen. Die Wissenschaftler gehen davon aus, dass die vorteilhafte Wirkung des Raupenpilzes auf die Atmungsorgane und auf das Herz für die Erhöhung der Ausdauer und Leistung der Sportler verantwortlich ist. Es hat sich übrigens inzwischen herausgestellt, dass der Chinesische Raupenpilz nicht auf der Liste unzulässiger Produkte steht und deshalb bedenkenlos eingenommen werden kann.

Anwendung und Zubereitung für den täglichen Gebrauch

Als **Stärkungsmittel** bei Schwäche- und Erschöpfungszustand wird die Einnahme von 3 bis 9 g des getrockneten, pulverisierten Myzels zweimal täglich empfohlen. Noch einfacher ist es, den in Kapselform verfügbaren Myzelextrakt einzunehmen. Davon genügt 1 g täglich, entsprechend 4 bis 5 Kapseln.

Für die Behandlung von **Blutarmut** sollten 1 bis 1,5 g des Myzelextraktes zweimal täglich eingenommen werden. Dies entspricht zweimal 4 bis 6 Kapseln täglich.
Für die Behandlung einer **sexuellen Unterfunktion** wird die tägliche Einnahme von 2 bis 4 g des Myzelextraktes empfohlen. Am besten teilen Sie diese Dosis in zwei gleich große Hälften auf und nehmen dementsprechend zweimal täglich 4 bis 8 Kapseln ein. Schließlich ist der Chinesische Raupenpilz Sportlern besonders zu empfehlen, um ihre **Ausdauer** und **Leistung** zu erhöhen und ihre Regeneration nach Wettkämpfen zu beschleunigen. Leistungssportler sollten dreimal täglich 3 bis 4 Kapseln vom Myzelextrakt einnehmen.
Bei Überdosierung des Myzels, des Fruchtkörpers oder des Extraktes besteht keine Gefahr einer Schädigung. Man hat den Pilz aus dieser Sicht gründlich und vielseitig untersucht. Wer Adrenalin als Spasmolytika, zur Herabsetzung des Tonus der glatten Muskulatur in den Bronchien, verwendet, kann u.U. beobachten, dass der Chinesische Raupenpilz die Wirkung des Medikamentes verstärkt. Dieser Effekt beruht auf der entspannenden, beruhigenden Wirkung des Pilzes auf die Atemwege.

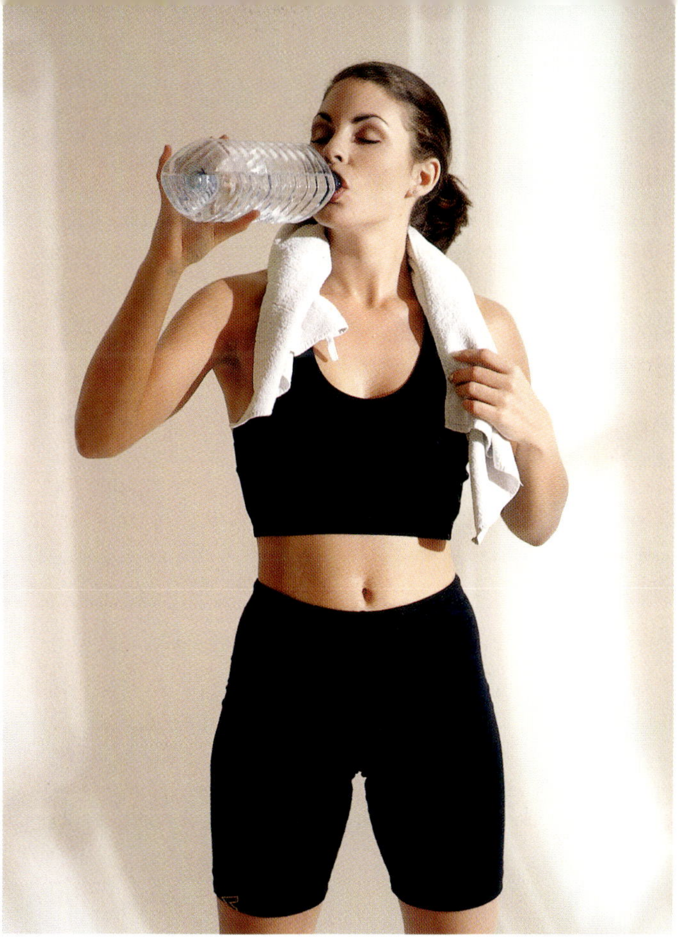

Sportler können mit dem Chinesischen Raupenpilz ihre Leistungsfähigkeit und die Ausdauer erhöhen.

Erhältliche Zubereitungen des Chinesischen Raupenpilzes

Obwohl viele wissenschaftliche Publikationen die Heilwirkung des Chinesischen Raupenpilzes belegen, sind die in Deutschland erhältlichen Zubereitungen nur als Nahrungsergänzungsmittel eingestuft. Dementsprechend darf diese Wirkung in Deutschland auch nicht ausgelobt werden. Verfügbar ist ein Trockenextrakt des Chinesischen Raupenpilzes, der aus dem Kulturmedium hergestellt wird, in dem das Myzelium des Pilzes angezogen wurde. In dem Kulturmedium sind alle hochaktiven Stoffwechselprodukte des Raupenpilzes enthalten. Der Extrakt wird in Kapselform angeboten (Inhalt ca. 250 mg Extrakt/Kapsel). Die Verzehrempfehlung des Extraktes lautet: Täglich 2 x 1 Kapsel mit etwas Flüssigkeit einnehmen.
Besonders im Kreise von aktiven Sportlern und regelmäßig Sporttreibenden dürfte ein Produkt in Tablettenform auf Interesse stoßen, das aus dem Extrakt des Chinesischen Raupenpilzes, des Ling zhi sowie aus lebenswichtigen Vitaminen und Mineralien besteht. Man erwartet von diesem Kombinationsprodukt, dass es die Immunstabilität und allgemeine Stressresistenz der Sportler erhöht und die Regenerationsphase unterstützt. Die tägliche Verzehrsmenge wird mit 2 Tabletten angegeben.

Die beschriebenen Produkte können Sie in den im Bezugsquellenverzeichnis genannten Läden (siehe ab *Seite 90*) beziehen.

LING ZHI, DER GLÄNZENDE LACKPORLING

(Ganoderma lucidum)

Es gibt mehrere Lackporlinge, doch der Glänzende Lackporling hat die weitaus größte Bedeutung. In der chinesischen Volksmedizin wird er seit etwa 4000 Jahren für Heilzwecke verwendet. Die Heilmethoden haben sich im Laufe der Zeit in ganz Asien verbreitet. Man nennt den Pilz chinesisch „Ling zhi" oder „Ling chih" (Pflanze der Untersterblichkeit, magische Pflanze), japanisch „Reishi" (Bedeutung vergleichbar mit Ling zhi). Das Wort „zhi" wird auch als göttliches Heilkraut interpretiert.

Steckbrief und Vorkommen

Der Glänzende Lackporling kommt – wenn auch selten – sogar in Deutschland in der Natur vor. Die besten Fundorte sind Auenwälder, Eichen- und Hainbuchenwälder oder auch Parks und Gärten. Im Jungstadium sieht der Pilz wie ein rötlicher Finger aus, der aus dem Substrat ragt, immer länger wird, sich manchmal verzweigt und am Ende schließlich einen Hut bildet. Sein auffälliges, manchmal geradezu skurriles Aussehen veranlasste den bekannten belgischen Mykologen Josef Poppe dazu, den Glänzenden Lackporling als Dekoration für Blumenarrangements zu verwenden. Ohne Zweifel verleiht er Blumengestecken eine besondere Note. Deshalb wird er heute in Belgien inzwischen auch für floristische Zwecke kultiviert.

In deutschen Pilzbüchern wird der Glänzende Lackporling folgendermaßen beschrieben: Der seitlich gestielte Hut, der aus den Baumstämmen herauswächst, ist korkig, zuletzt holzig, meist nierenförmig oder verschieden rundlich, sogar kolbig gestaltet und etwas runzlig. Anfangs sind Stiel und Hut hellgelb, dann werden sie rötlich-braun bis schwarzbraun und sehen wie lackiert aus.

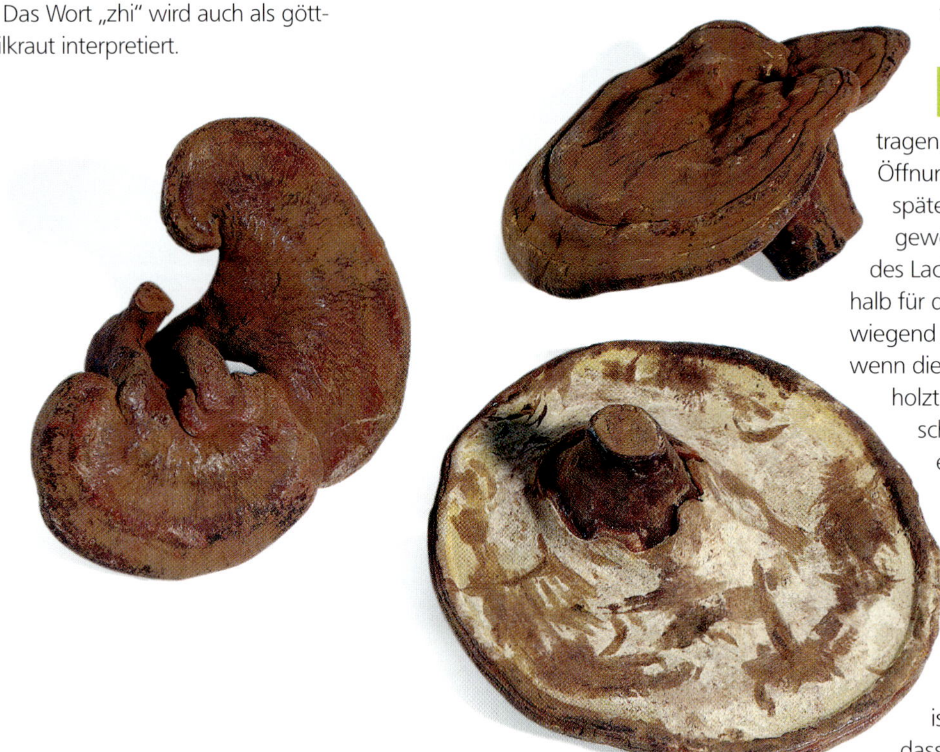

Der Glänzende Lackporling (Ling zhi) hat nicht nur heilende Wirkung, sondern wird auch von belgischen Floristen vielfältig eingesetzt.

Die Röhren, die auf der Unterseite des Hutes die Sporen tragen, werden bis zu 1 cm lang. Ihre Öffnungen sind klein, anfangs weiß, später zimtbraun. Die Stiellänge beträgt gewöhnlich 3 bis 14 cm. Das Fleisch des Lackporlings ist holzig hart und deshalb für den Konsum als Speisepilz überwiegend ungeeignet. Manche mögen ihn, wenn die Frucht noch jung und nicht verholzt ist. Der Glänzende Lackporling schmeckt allerdings ziemlich bitter, eine Eigenschaft, die ihn aus kulinarischer Sicht nicht zum Leckerbissen macht. Durch seine bemerkenswerte Heilwirkung erwarb sich Ling zhi jedoch in Ostasien schon vor endlos langer Zeit eine überragende Bedeutung unter den Pilzen. Es ist denkbar und wünschenswert, dass ihm diese Attribute auch im Abendland bald eine hohe Wertschätzung einbringen werden.

Kulturgeschichte

Etwa im 3. Jahrhundert v. Chr. hat sich in China der Kult entwickelt, ein Elixier für die Unsterblichkeit oder zumindest für die Verlängerung des Lebens einzunehmen. Ein Pilz namens „chih", den man als Bestandteil des Elixiers rühmte, kam bereits in den frühesten Aufzeichnungen der chinesischen Alchemie vor. Es war der Glänzende Lackporling.

Der Alchemist Ko Hung beschrieb in seinem Werk „Buch der Unsterblichen", dass „chih" auch kultiviert werden kann. Kaiser Shih Huang Ti (259 – 210 v. Chr.), bekannt durch die Errichtung der Großen Mauer, scheute keine Mühe, um das Elixier der Unsterblichkeit zu erlangen.
Er entsandte eine Flotte mit 3000 Mann Besatzung an Bord, um auf den Inseln der östlichen Meere nach dem Elixier zu suchen. Über das Ergebnis der Expedition gibt es widersprüchliche Überlieferungen. Manche besagen, die Flotte sei niemals zurückgekehrt. Andere behaupten, sie sei zurückgekehrt, jedoch mit leeren Händen.
Mehr als 100 Jahre später hat auch der Kaiser Wu Schiffe in den Osten entsandt, um nach den Inseln der Unsterblichen und ihrer „chih"-Pflanze zu suchen. Auch er scheiterte zunächst. Doch 109 v. Chr. tauchten im kaiserlichen Palast Abbildungen des Ling zhi auf, ein Zeichen dafür, dass die Suche nach der Pflanze der Unsterblichkeit schließlich Erfolg hatte. Im Jahre 1004 n. Chr. ordnete der Kaiser Chen Sung an, alle „Ling zhi", die gefunden würden, im kaiserlichen Hof abzuliefern. Innerhalb von drei Jahren wurden ihm – den Berichten zufolge – 10 000 Exemplare des Pilzes ausgehändigt.

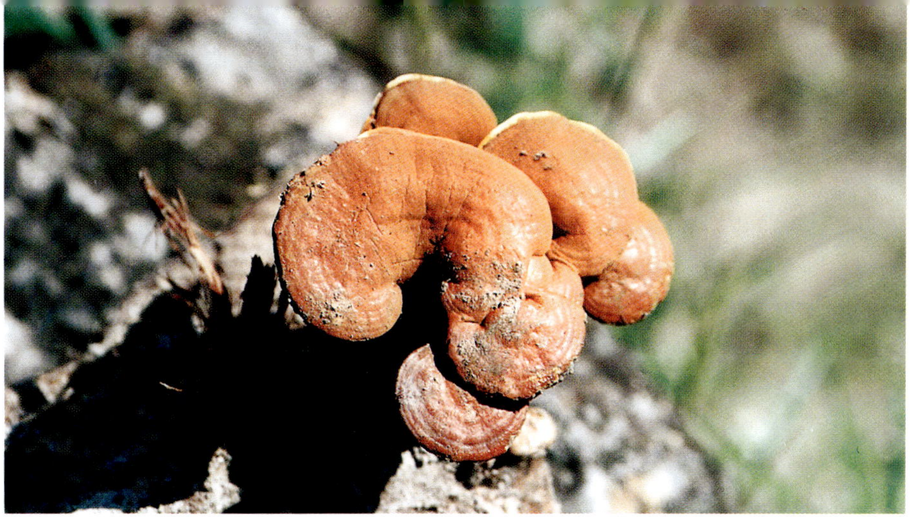

Der Glänzende Lackporling ist aufgrund seines bitteren Geschmacks zum Verzehr eher ungeeignet, jedoch als Heilpilz sehr begehrt.

Chemische Zusammensetzung

Die Fruchtkörper von Ling zhi enthalten Kohlenhydrate, Aminosäuren, kleine Mengen Eiweiß, Fette, Alkaloide, Vitamine und Mineralstoffe, unter ihnen Magnesium, Kalzium, Zink, Mangan, Eisen, Kupfer und Germanium. Zwei Stoffgruppen gelten als besonders aktiv. In die eine gehören Polysaccharide, bei denen vielfach eine tumorhemmende und immunstabilisierende Wirkung nachgewiesen wurde. Die andere Gruppe besteht aus Triterpenen, also zyklischen Kohlenwasserstoffen. Sie verhindern nach den vorliegenden Erkenntnissen Leberinsuffizienz, senken den Bluthochdruck, hemmen die Cholesterinsynthese und die Histaminfreisetzung. Im Myzel des Pilzes wurden Sterine (stickstofffreie polyzyklische Kohlenwasserstoffe), Lactone, Alkaloide, Polysaccharide und über 100 verschiedene hochaktive Triterpene in nennenswerten Mengen gefunden.

Verwendung in der traditionellen fernöstlichen Medizin

Die Fülle der medizinischen Nutzanwendungen von Ling zhi war schon im altchinesischen Reich schier unübersehbar.
Hier seien nur die wichtigsten erwähnt:

- Behandlung einer chronischen Gelbsucht
- als Gegenmittel bei Nierenentzündungen
- zur Senkung eines hohen Blutdrucks
- zur Therapie von Gelenkentzündungen
- gegen Schlaflosigkeit
- bei Asthma und Bronchitis
- zur Heilung von Magengeschwüren

In Chinas berühmtestem Buch über Naturgeschichte, im *Pen Tsao Kang Mu*, veröffentlicht im Jahre 1578 von Li Shih-chen nach 26-jähriger Arbeit, steht geschrieben, dass der regelmäßige Verzehr von Ling zhi zur Gewichtsreduktion führt und die Lebenserwartung erhöht. So avancierte der Glänzende Lackporling zum weltweit ersten, von Experten empfohlenen Schlank-

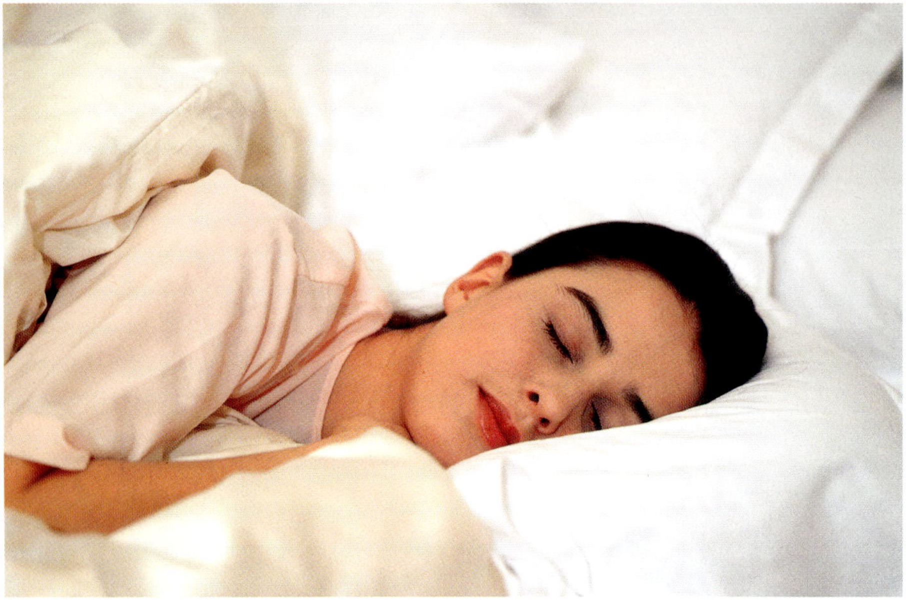

Bei Schlaflosigkeit kann Ling zhi große Dienste erweisen.

heitsmittel. Weiter schreibt Li Shih-chen: „Verzehrt man Ling zhi über eine längere Periode, erhöht sich die Intelligenz und verschwindet die Vergesslichkeit. Die Flinkheit des Körpers wird nicht enden, und die Jahre verlängern sich zu solchen von unsterblichen Feen" (übernommen von Kenneth Jones: *Reishi – Ancient Herb for Modern Times*).

In der traditionellen chinesischen Medizin wird Ling zhi auch heute als eines der wirksamsten Stärkungsmittel empfohlen. Der Pilz wird auch von Menschen verwendet, die an Krebs oder anderen tumorartigen Erkrankungen leiden. Neben den medizinischen Indikationen verehrt man ihn im Orient auch als Talisman, der die Menschen und ihre Häuser vor Unglück schützen soll.

Verwendung in der modernen Naturheilkunde Ostasiens

Mit Ling zhi sind in vielen Kliniken Asiens eine Fülle von Tests und Experimenten durchgeführt worden. So empfiehlt man ihn z. B. gegen Schlaflosigkeit. Personen, die regelmäßig Ling-zhi-Tee trinken, haben häufig über Schläfrigkeit berichtet. Diesem Phänomen gingen Wissenschaftler an der Universität von Tokio nach und stellten in Tierexperimenten ein schlafförderndes Prinzip des Pilzes fest. Selbst nachdem die Behandlung beendet war, hielt die Wirkung noch eine Weile an.

Weitere Anwendungsgebiete des Ling zhi in China sind neurologische Leiden, insbesondere wenn Muskeln davon betroffen sind. Gegen Appetitlosigkeit und Kraftlosigkeit nach längerer Krankheit sowie gegen reizbare Nervenschwäche setzt man ihn ebenfalls mit Erfolg ein.

Ein konzentrierter Extrakt aus dem Myzel des Ling zhi erzeugte in Tierexperimenten eine erhöhte Toleranz gegenüber Sauerstoffmangel. Daraufhin prüften chinesische Wissenschaftler die Wirkung bei Menschen, die unter der Bergkrankheit litten. Die Bergkrankheit tritt infolge der Abnahme des atmosphärischen Drucks in Höhen von 3500 m und darüber auf. Mit dem Phänomen geht eine Verringerung des Sauerstoffpartialdrucks und der Sauerstoffsättigung der roten Blutkörperchen einher.

Die Symptome der Bergkrankheit sind Konzentrationsschwäche, hochgradige Ermüdung, Kopfschmerzen, Herzklopfen, Schwindel, Erbrechen sowie Atem- und Pulsbeschleunigung.

Man verabreichte 238 Soldaten der chinesischen Gebirgsjäger täglich zweimal 3 Tabletten. Die Tabletten enthielten einen Extrakt des Ling zhi. Bei 97,5 % der Personen trat die Bergkrankheit daraufhin nicht auf.

Japanische Forscher fanden heraus, dass Ling zhi eine blutdrucksenkende, antithrombotische und blutcholesterinsenkende Wirkung hat. Besonders bemerkenswert ist der Befund chinesischer Wissenschaftler, die beim Studium der Elektrokardiogramme von Tieren mit Herzanfall feststellten, dass sich diese kurzfristig normalisierten, nachdem

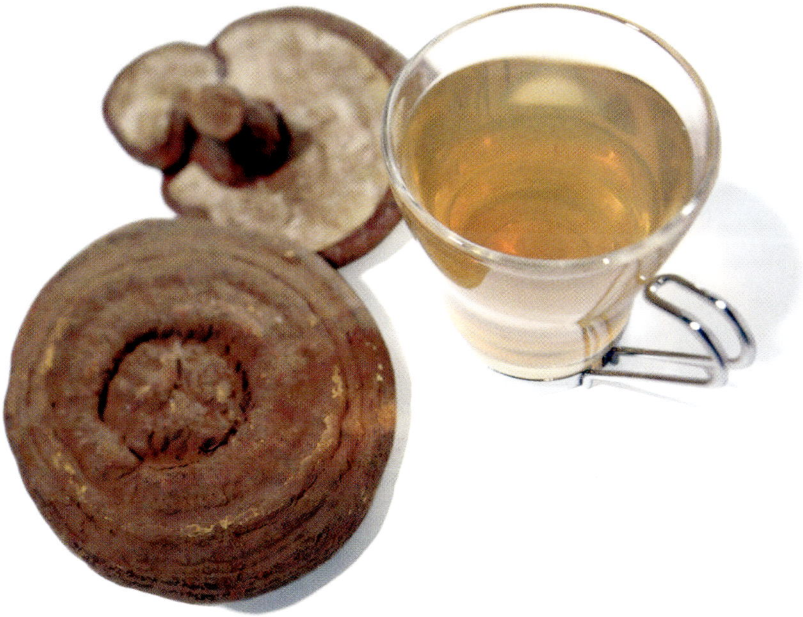

Man kann Ling zhi sogar als Teemischung erhalten und hat so eine einfache Form der Medikation.

man ihnen einen Extrakt aus Ling zhi injizierte. Der Pilzextrakt verbesserte die Tätigkeit der inneren Herzmuskeln, erhöhte den Blutdurchfluss und verringerte den Sauerstoffverbrauch der Herzmuskeln. Später gelang es, die positive Wirkung von Ling zhi auf das Herz-Kreislauf-System auch bei Patienten nachzuweisen.
In Ostasien wird Ling zhi seit Jahrhunderten als hilfreich bei Krebs geschätzt. Seit geraumer Zeit werden deshalb in China, Japan und Korea auch einschlägige wissenschaftliche Untersuchungen durchgeführt. Dabei stellte man in Laborversuchen fest, dass verschiedene Bestandteile des Pilzes eine starke zellschädigende Wirkung auf Leberkrebszellen haben. In Tierexperimenten, in denen Extrakte des Ling zhi allein oder in Kombination mit Zytostatika verabreicht wurden, verlängerte sich die Überlebenszeit der Tiere auf das Zwei- bis Dreifache.
Die Experten gehen davon aus, dass die krebshemmende Wirkung des Ling zhi primär von indirekter Natur ist, d. h. dass sie auf seinen immunstärkenden Eigenschaften beruht, die dann zu gravierenden Verbesserungen der körpereigenen Abwehrkräfte führen.

Will man den Effekt des Glänzenden Lackporlings auf Krebserkrankungen bei Menschen würdigen, stellt man am besten die Arbeiten des japanischen Chirurgen Dr. Fukumi Morishige vor. Dr. Morishige ist Mitglied des Linus Pauling Institutes für Wissenschaft und Medizin und hat mit Extrakten des Ling zhi mehr als 250 Krebskranke behandelte, die von ihren Ärzten bereits als hoffnungslos aufgegeben worden waren. Die Erkenntnisse von Dr. Morishige lassen sich wie folgt zusammenfassen:
Patienten, denen eine hohe Dosis des Ling zhi-Extraktes (2 bis 10 g täglich) verabreicht wurde, bekamen Durchfall. Hat man dem Ling zhi-Extrakt Vitamin C zugefügt, traten dagegen keine Probleme auf. Diese Patienten hatten auch weniger Komplikationen durch Infektionen. Ihre Antikörperproduktion normalisierte sich. Deshalb ist es wichtig, den Pilzextrakt mit Vitamin C zu kombinieren. Das Vitamin reduziert das hohe Molekulargewicht der Polysaccharide. Dadurch erhöht sich deren Bioverfügbarkeit. Im Ergebnis werden die Immunzellen des Körpers, insbesondere die so genannten T-Zellen durch die Behandlung aktiviert. Als Folge der bisher erzielten, vielversprechenden Ergebnisse in der Krebsnachsorge wurde Ling zhi inzwischen in Japan als Ergänzungsmittel offiziell registriert.
Chronische Bronchitis und Asthma sind weitere wichtige medizinische Anwendungs-

gebiete für Ling zhi. Besonders herauszustellen sind die Arbeiten von Geng Tao Liu, Professor an der Chinesischen Akademie für Medizinische Wissenschaften in Peking. Er wandte in klinischen Tests Ling zhi sehr vielseitig und erfolgreich an. Seine Heilungserfolge lagen – je nach Krankheit – zwischen 56 und 96 Prozent. Er zeigte damit einmal mehr die breite Palette möglicher Anwendungen dieses Pilzes, von dem die Chinesen und Japaner seit Jahrtausenden glauben, er habe Zauberkraft.
Die möglichen Heilanwendungen des Ling zhi kann man wie folgt zusammenfassen:

- Behandlung von Allergien und Bronchialentzündungen
- Stärkung des Herz-Kreislauf-Systems, Förderung der koronaren Durchblutung
- Behandlung von Nervenschwäche und Unregelmäßigkeiten der Herztätigkeit
- bei chronisch degenerativer Muskelerkrankung
- Entgiftung der Leber, günstige Wirkung bei Hepatitis
- Hilfe bei Schlaflosigkeit und Haarschwund
- Behandlung einer krankhaften Verringerung der Gesamtleukozytenzahl
- Stärkung der körpereigenen Abwehr und Stresstoleranz
- Einsatz bei der Krebsnachsorge

Anwendung und Zubereitung für den täglichen Gebrauch

Sie können Ling zhi auf verschiedene Weise für eine Selbstmedikation verwenden: als Tee, als Gewürzpulver in Suppen und anderen Gerichten, in Tabletten, als Tinktur und in Kapseln. Ziel einer Selbstmedikation mit Ling zhi ist eine kräftige Unterstützung der körpereigenen Abwehrkräfte, eine Verringerung der Stressempfindlichkeit, die den Menschen in unserem hektischen Alltag häufig Probleme bereitet, die Beseitigung von Schlaflosigkeit und als unterstützende Maßnahme im Kampf gegen Allergien, Bronchialentzündungen und Leberleiden.
Manche Menschen verwenden Ling zhi als Gewürz und streuen das Pulver des Pilzes über Gerichte. Die tägliche Dosis beträgt 3 bis 6 g. Allerdings schmeckt Ling zhi recht bitter, der Geschmack wird hauptsächlich durch seine wertvollen Triterpene geprägt. Er ist somit als Heilgewürz zumindest gewöhnungsbedürftig.
Ausländische Quellen sprechen von Tabletten, die bis zu 1 g Pulver enthalten. Man nimmt von ihnen maximal dreimal 3 Stück täglich. Das würde der üblichen Tagesdosis der traditionellen chinesischen Medizin entsprechen, der Einnahme von 1,5 bis 9 g Trockenpilzen täglich.
Der alkoholische Extrakt des Ling zhi ergibt die Tinktur, die Sie sich selbst gut herstellen können (siehe *Seite 33*). Aus der Tinktur werden dreimal täglich 10 ml eingenommen.
Eine weitere Möglichkeit ist es, einen Trockenextrakt aus dem Ling zhi herzustellen, wobei etwa 15 kg Pilzpulver benötigt werden, um 1 kg Trockenextrakt zu gewinnen. Die übliche Dosis von 1,5 bis 9 g Trockenpilzen entspricht somit 100 bis 600 mg des Extraktes. Der Trockenextrakt wird in Portionen von 200 bis 250 mg in Kapseln gefüllt. Das heißt, mit drei Kapseln des Extraktes erreichen Sie bereits die obere Grenze der allgemeinen Empfehlung für den täglichen Trockenpilzverzehr.
Bei sehr ernsten Erkrankungen, wie Krebs, geht Dr. Morishige so weit, dass er die Einnahme von täglich 2 bis 10 g des Extraktes empfiehlt. Die entsprechende Menge an getrockneten Fruchtkörpern beträgt 30 bis 150 g.

Erhältliche Zubereitungen des Ling zhi

Die in Deutschland erhältlichen Produkte sind als Nahrungsergänzungsmittel eingestuft, obwohl umfangreiche wissenschaftliche Literatur die Heilwirkung des Ling zhi belegt. So kann sich die Empfehlung, Produkte des Ling zhi zu verwenden, nur auf medizinische Allgemeinplätze wie Unterstützung der körpereigenen Abwehrkräfte und Verringerung der Stressempfindlichkeit beschränken.

Zunächst einmal sind Teezubereitungen verfügbar, die neben dem Ling zhi auch noch bis zu 60 % Shii-take enthalten, um die wohltuende Wirkung des Ling zhi zu verstärken. Es ist sichergestellt, dass die Pilze für die Teezubereitungen aus kontrolliertem Anbau stammen. Die Anbaubetriebe liegen in der chinesischen Provinz Zhejiang. Die dort gewonnenen Pilze werden sorgfältig getrocknet und schonend vermahlen.
Von den Teezubereitungen nimmt man 1 gehäuften Teelöffel (ca. 2,5 g) für ein Glas oder eine Tasse (200 bis 250 ml) oder 2 bis 3 Esslöffel (6 bis 9 g) für 1½ bis 2 l siedend heißes Wasser. Man lässt den Tee

10 bis 15 Minuten ziehen und trinkt ihn entweder nur morgens oder verteilt während des ganzen Tages.

Weitere Produkte sind Kapseln, die das Pulver des Ling zhi enthalten. Von diesen Kapseln werden täglich 2 bis 4 verzehrt. Empfehlenswert sind Tabletten, die außer dem Ling-zhi-Pulver zusätzlich lebenswichtige Vitamine und das Spurenelement Selen enthalten. Mit diesen Tabletten wird neben der stressmindernden, immunstärkenden Wirkung des Ling zhi auch ein erheblicher Teil des täglichen Vitaminbedarfs abgedeckt. Schließlich ist auch der Trockenextrakt des Ling zhi in Deutschland erhältlich. Der Extrakt ist etwa 18fach konzentrierter als das Pulver. Er wird ebenfalls in Kapselform angeboten (Inhalt ca. 250 mg Extrakt/Kapsel). Die Verzehrempfehlung des Extraktes lautet: Täglich 2 x 1 Kapsel mit etwas Flüssigkeit einnehmen.

Wir haben uns bemüht, dass Sie die angesprochenen Produkte in den im Bezugsquellenverzeichnis genannten Läden (siehe ab *Seite 90*) beziehen können.

DER SHII-TAKE

(Lentinula edodes)

Wer den Shii-take besitzt, kann sich einen Glückspilz nennen. Seit 199 n. Chr. war der Pilz dem japanischen Kaiser als besonderer Leckerbissen vorbehalten, heute erobert der Shii-take die Gunst und die Geschmacksnerven des deutschen Publikums. Neben seinem unvergleichlichen Geschmack, der eine besondere Gaumenfreude bereitet, enthält er eine große Anzahl lebenswichtiger Nährstoffe und bioaktiver Substanzen, von denen einige auch für die Naturheilkunde von besonderer Bedeutung sind. So nimmt es auch kein Wunder, dass der Shii-take in Japan schon vor Jahrhunderten als der König unter den Pilzen bezeichnet wurde. Der Name Shii-take ist japanisch, denn in Japan haben chinesische Bauern den Shii-take-Anbau im 16. Jahrhundert eingeführt. Die Kultivierung hat sich in Japan schnell verbreitet, und nach der Öffnung des Landes im 19. Jahrhundert zum Westen gelangte auch dieser Pilz als Exportartikel auf die internationalen Märkte. Man lernte ihn als Shii-take kennen. Seine ursprünglichen Namen aus der chinesischen Heimat wissen nur Eingeweihte: Xiang-gu (duftender Pilz) und Hua-gu (Blütenpilz).

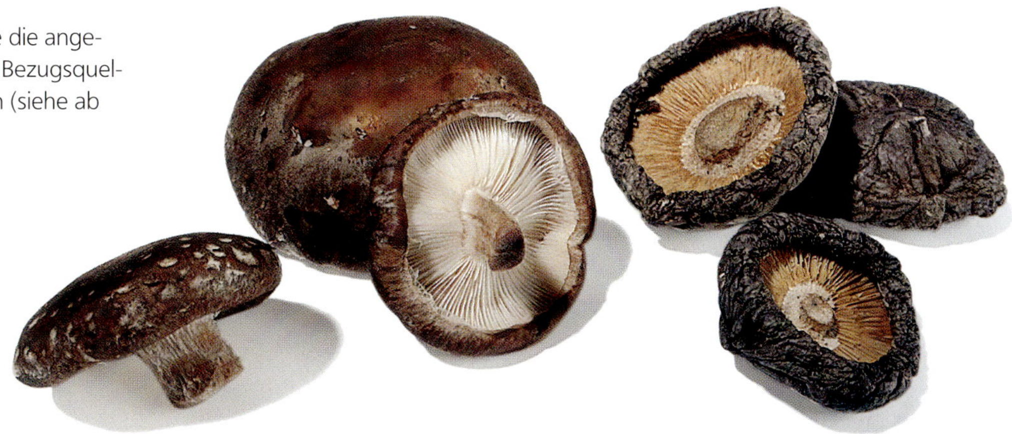

Der Shii-take hat einen unvergleichlichen Geschmack und ist darüber hinaus Träger lebenswichtiger Nährstoffe.

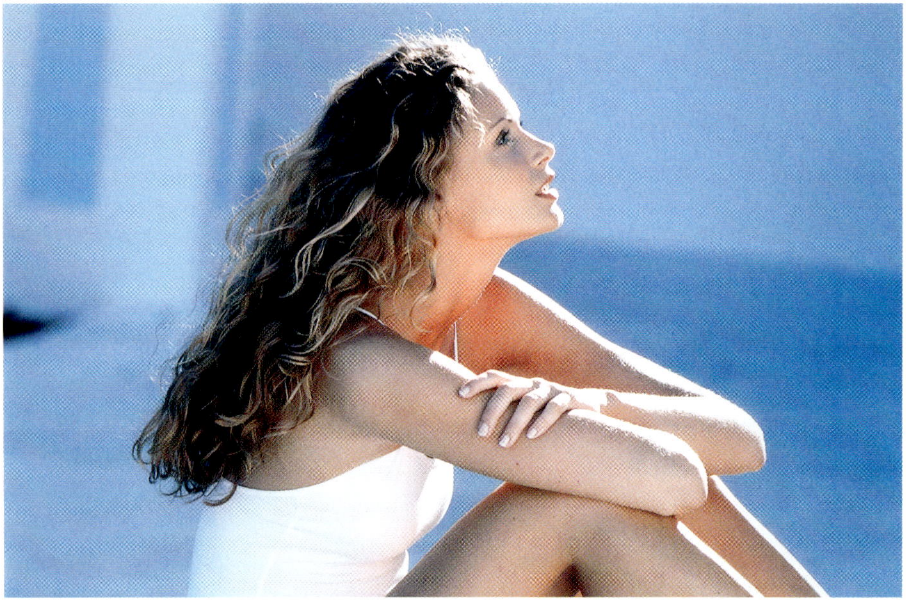

Der Shii-take wird vielfältig eingesetzt und ist reich an Wirkstoffen, die sogar den Alterungsprozess aufhalten können.

Steckbrief und Vorkommen

Der Shii-take ist in Ostasien beheimatet. In Deutschland kommt er in der freien Natur nicht vor. In China und Japan kennt und schätzt man ihn dagegen seit etwa 2000 Jahren als Leckerbissen und hervorragendes Heilmittel. Er besitzt einen hell- oder dunkelbraunen Hut von 5 – 12 cm Durchmesser. Seine Lamellen sind weiß oder zartgelb. Oft gibt es Schuppen oder tiefe Risse an der Hutoberfläche des Shii-take. Schuppen gelten als sortenspezifische Eigenschaft, die Rissbildung wird auf Klimaeinflüsse zurückgeführt. Das Fleisch des Shii-take ist weiß und fest. Man unterscheidet in Japan zwei Haupttypen, den dickfleischigen „donko" und den dünnfleischigen „koshin". Der Shii-take lebt ausschließlich auf abgestorbenem Holz und bevorzugt dabei verschiedene Shii-baum-Arten *(Pasania spp.)*. Es hat sich jedoch in entsprechenden Versuchen gezeigt, dass er hierzulande auf gefällten Eichen, Kastanien, Buchen, Hainbuchen, Birken und Sauerkirschen ebenfalls gut gedeiht.

Kulturgeschichte

Es ist gut 1000 Jahre her, dass man in China mit dem Anbau des Shii-take begonnen hat. Initiator des Shii-take-Anbaus soll ein Mann namens Wu San Kwung gewesen sein. So jedenfalls berichtete der chinesische Gelehrte Wang Cheng im Jahre 1313 in seinem Werk „Buch der Landwirtschaft". Heute gilt der Shii-take weltweit als der Speisepilz mit dem zweitgrößten Produktionsvolumen hinter dem Champignon. Rund 800 000 Tonnen Shii-take werden jährlich – vorwiegend in Ostasien – kultiviert und von dort in alle Welt exportiert.

Schon vor fast 100 Jahren versuchte man, den Shii-take-Anbau auch in Deutschland zu etablieren. Unter dem Titel „Die Anzucht essbarer Pilze im Walde" berichtete H. Mayr im Jahre 1909 in der Naturwissenschaftlichen Zeitschrift für Forstwirtschaft und Landwirtschaft über eine Kulturmethode des Shii-take im Freiland. Doch man schenkte diesen Versuchen seinerzeit und auch später keine besondere Aufmerksamkeit. Erst Anfang der 70er-Jahre erlebte der Shii-take in verschiedenen europäischen Ländern und in Nordamerika eine regelrechte Renaissance. Seitdem erfreut er sich – besonders in den USA – zunehmender Beliebtheit: Anbau und Konsum steigen kontinuierlich weiter an.

Der Shii-take ist ein hervorragender Speisepilz mit einem typischen, unverwechselbaren Geschmack. Sein Geruch, der auf einen Inhaltsstoff namens Lenthionin zurückgeführt wird, erinnert an Knoblauch. Hinzu kommt ein wichtiger Aspekt, nämlich seine vielfältigen gesundheitsfördernden und heilenden Wirkungen auf den menschlichen Organismus. Diese Attribute machen den Shii-take zu einem begehrten Nahrungsmittel und hochgeschätzten Naturheilmittel zugleich.

Chemische Zusammensetzung

Nährstoffzusammensetzung in getrockneten Pilzen:

- Eiweiß: 19,1 %
- Fett: 4,9 %
- Kohlenhydrate: 65 %
- Ballaststoffe: 7,3 %
- Mineralien: 3,7 %

Aufteilung des Mineralstoffanteils, Angaben in Milligramm je 100 g Trockenpilze:

- Natrium: 61,0 mg
- Phosphor: 476,0 mg
- Eisen: 8,50 mg
- Kalium: 1420,5 mg
- Kalzium: 98,0 mg

Das Shii-take-Eiweiß enthält mindestens 27 Aminosäuren. In Bezug auf den Gehalt von Nukleinsäuren, die zu den wichtigsten Zellbestandteilen gehören, steht der Shii-take mit durchschnittlich 7,1 % weit vor Getreide (1 – 4 %) oder Fleisch (2,2 – 5,7 %). Von den Vitaminen wies man Niacin, Riboflavin, Thiamin, insbesondere jedoch Ergosterin, die Vorstufe des Vitamin D (Calciferol), nach. Ergosterin wird bei natürlichem Licht oder Beleuchtung mit UV-Strahlen in Vitamin D umgewandelt. Man stellte fest, dass sich der Vitamin-D-Gehalt im Shii-take bereits nach einer Sonneneinstrahlung von nur 3 Stunden um das 2,5fache erhöhte. Dann reicht der Verzehr von lediglich vier bis fünf getrockneten Fruchtkörpern aus, um den täglichen Bedarf eines Erwachsenen an Vitamin D von 400 IE zu decken. Der Shii-take ist somit ein wichtiger Vitamin-D-Lieferant. Auf diese Eigenschaft sollten Vegetarier achten, bei denen es durch Mangel an tierischen Produkten in der Nahrung zu Vitamin-D-Mangel kommen kann.

Aus therapeutischer Sicht sind drei Substanzen des Shii-take von besonderer Bedeutung: Lentinan, Eritadenin und ein Mischprodukt namens LEM (Lentinula edodes Myzelextrakt). Lentinan ist ein gereinigtes Polysaccharid. Es wird als die tumorhemmende Hauptsubstanz des Shii-take angesehen. Es verstärkt die Funktion verschiedener körpereigener Immunsysteme durch Mobilisierung der Killerzellen und anderer Schutzmechanismen. Eritadenin, eine ungesättigte Aminosäure, ist für die blutcholesterinsenkende Wirkung des Shii-take verantwortlich. Die hauptsächlich aktive Komponente vom LEM ist ein eiweißgebundenes Polysaccharid, das zu 24,6 % aus Eiweiß und zu 44 % aus Zucker besteht. LEM enthält darüber hinaus Vitamine der Gruppe B sowie Ergosterin und Eritadenin. LEM wirkt tumor- und virushemmend.

Verwendung in der traditionellen fernöstlichen Medizin

Der Shii-take galt in der fernöstlichen Volksmedizin als „Blutaktivator". Dies hört sich sehr vielversprechend an. Tatsache ist, dass der Shii-take bei einer Reihe von Gesundheitsproblemen eingesetzt wurde:

- gegen Erkältung und Lungenentzündung
- gegen Kopfschmerzen und Schwächezustand
- gegen Masern bei Kindern
- gegen Magenschmerzen
- gegen Wassersucht und Pocken
- gegen Pilzvergiftung

In der Ming-Dynastie (1368 – 1644) wurde der Shii-take von dem berühmten Arzt Wu Shui deshalb als „Lebenselixier" bezeichnet. Auch aus dem alten Japan gibt es Berichte über Heilanwendungen des Shii-take. Man setzte ihn bei Allergien, Eiterfluss, Gicht, Hämorrhoiden, Kurzsichtigkeit, Magengeschwür, Neuralgien, Sexualstörungen und bei Verstopfung ein. Zur Normalisierung hohen Blutdrucks empfahl man, über mehrere Wochen täglich acht Shii-take Fruchtkörper zu verzehren.

Verwendung in der modernen Naturheilkunde Ostasiens

Durch moderne wissenschaftliche Untersuchungen wurde die Richtigkeit einer Reihe der volksmedizinischen Indikationen des Shii-take belegt. So wies man beispielsweise seine Wirksamkeit gegen Erkältungskrankheiten an amerikanischen und japanischen Universitäten nach. Es stellte sich heraus, dass der Shii-take eine bemerkenswerte Schutzwirkung gegen den Grippevirus Typ A/SW 15 hat. Man erreichte diese Schutzwirkung sowohl mit Fruchtkörperextrakten als auch mit Sporen durch die Bildung von Interferon, das die Vermehrung der Grippeviren unterdrückte.

Auch das Myzel des Shii-take wird in gleicher Weise wie der Fruchtkörper verwendet. Zahlreiche Berichte von Patienten und Ärzten liegen über den erfolgreichen Einsatz des Shii-take-Myzels gegen Magengeschwüre, Zirrhosen, Hepatitis B, Diabetes, Leukämie, Bluthochdruck, Rheumatismus, Allergien (einschließlich Asthma) und Autoimmunkrankheiten vor.
Besondere Beachtung verdient der blutcholesterinsenkende Effekt des Shii-take. Dieser wird durch das Eritadenin hervorgerufen und mittlerweile in zahlreichen klinischen Tests bestätigt. Man hat z. B. in Japan 420 jungen und 40 älteren Frauen täglich 9 g getrocknete oder 90 g frische Shii-take zum Verzehr gegeben. Sieben Tage später stellte man bei den älteren Personen eine Verringerung des Cholesteringehaltes von 7–15 %, bei den jüngeren eine von 6–12 % fest. Man hat in einem anderen Test 30 junge Frauen in drei Gruppen von je 10 Personen unterteilt. Einer Gruppe wurden 90 g frische Shii-take der täglichen Nahrung zugefügt. Die zweite aß neben 90 g frischen Shii-take noch 60 g Butter täglich. Die dritte Gruppe erhielt keine Pilznahrung, aß jedoch ebenfalls 60 g Butter täglich. Bei den Personen der ersten Gruppe verringerte sich der Blutcholesteringehalt in einer Woche um 6–12 %. In der zweiten Gruppe, die Shii-take und täglich 60 g Butter erhielt, fiel der Cholesteringehalt durchschnittlich um 4 %. Bei den Frauen, die täglich 60 g Butter aßen, ohne jedoch den Shii-take-Zusatz, erhöhte sich der Blutcholesteringehalt durchschnittlich um 14 %.
Bereits im 14. Jahrhundert hat der chinesische Arzt Wu Rui davon berichtet, dass der Shii-take für die Behandlung verschiedener „Bösartigkeiten" nützlich sei. Im Jahre 1969 führten zum ersten Mal japanische Forscher am National Cancer Center Research Institute in Tokio einschlägige wissenschaftliche Untersuchungen durch. Heute ist der Einsatz in der Krebstherapie vielleicht das wichtigste Feld, wo der Shii-take als Heilpilz genutzt wird. Seine positive Wirkung bei sehr unterschiedlichen Krebsarten, häufig auch bei Patienten, welche die Ärzte bereits aufgegeben haben, ist in klinischen Tests bestätigt worden. So nimmt es auch kein Wunder, dass der Shii-take in Japan unter den meist verwendeten Produkten für eine Krebsbehandlung rangiert.
Im Allgemeinen wird der Shii-take gegenwärtig dort eingesetzt, wo eine geschwächte Immunfunktion als auslösender oder verstärkender Faktor einer Krankheit vorliegt. Seine Einsatzgebiete sind:

- Krebsbehandlung
- Immunstärkung bei AIDS
- Behandlung von Allergien und Bronchialentzündungen
- gegen Pilzinfektionen, insbesondere Candida-Infektionen
- bei Grippe und Erkältungskrankheiten
- bei entzündlichen Hautreaktionen (Dermatitis),
- Leberzirrhose
- Gefäßsklerose und Bluthochdruck
- Gelenkentzündung

Das Lentinan ist nach Auffassung japanischer Forscher ein immunstabilisierendes Agens. Es ist sowohl therapeutisch zur generellen „Verjüngung" älterer Menschen als auch vorbeugend zum Schutze der Gesundheit aktiver, junger Menschen bei Stress und Erschöpfung nützlich.

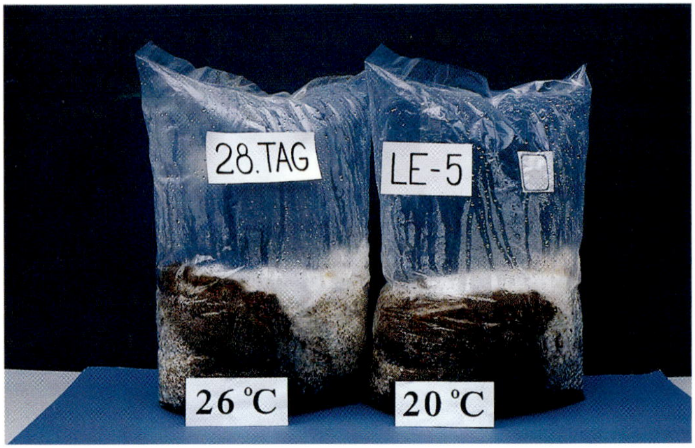

Myzelkulturen des Shii-take auf so genanntem Schüttsubstrat. Am schnellsten wachsen sie bei 26 °C.

Schließlich sind zwei Hinweise von Interesse, die für den Einsatz des Shii-take weitere Perspektiven eröffnen: In einem US-Patent wird der erfolgreiche Einsatz von Lentinan in Cremes für kosmetische Zwecke und bei Hauterkrankungen wie Akne, Nasenrötung, Ekzem u. a. beschrieben. Japanische Forscher veröffentlichten kürzlich einen Bericht, wonach der Shii-take eine karieshemmende Wirkung hat. Da der karieshemmende Bestandteil des Shii-take etwa 1 % der Trockenmasse ausmacht, würden bei Menschen, nach Meinung der

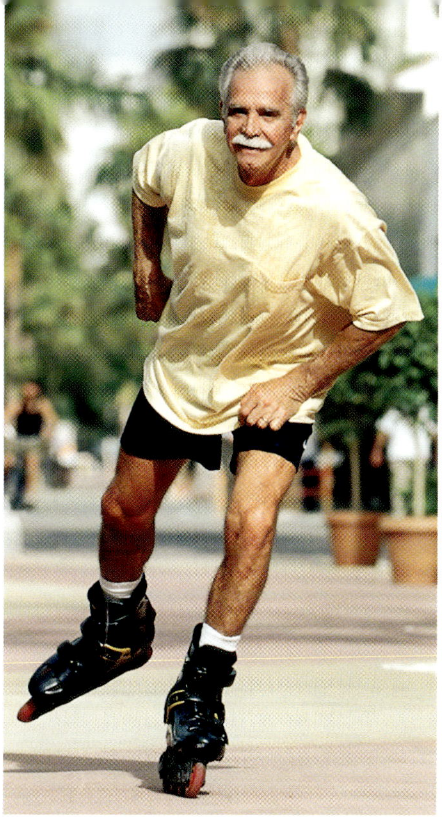

Die fitten Alten in Venice (Kalifornien) essen häufig Shii-take.

Forscher, 5 g Trockenpilze täglich ausreichen, um die Plaquebildung um etwa die Hälfte zu verringern.

Anwendung und Zubereitung für den täglichen Gebrauch

Verwenden Sie für die Selbstmedikation ganze, getrocknete Fruchtkörper oder Pilzpulver für Tee, Suppen oder andere Gerichte. Als tägliche Dosis werden – je nachdem ob der Shii-take für die Vorbeugung oder Behandlung von Krankheiten verwendet werden soll – 6–16 g Trockenpilze (entsprechend etwa 60–160 g Frischpilze) empfohlen.

Um den Cholesterinspiegel zu regulieren, sich vor Erkältung zu schützen und überhaupt gut drauf zu sein, wird empfohlen, täglich ca. 20 g Frischpilze zu verzehren. Sie können alternativ täglich 2 g gemahlene Trockenpilze über die Speisen streuen oder in ein Glas Wasser geben, gut einrühren und trinken. Am einfachsten ist es natürlich, den Shii-take in Form von Kapseln (Extrakt) oder Tabletten (Pulver mit Vitaminen angereichert) einzunehmen. Entsprechende Produkte werden im Abschnitt „Erhältliche Zubereitungen des Shii-take“ vorgestellt. Gegen Kopfschmerzen sollten Sie täglich etwa 90 g frische Shii-take verzehren. Gute Allgemeinwirkung erzielt man mit wässrigen Extrakten, die Sie sich aus Trockenpilzen mit Heißwasser selbst herstellen können (siehe *Seite 32*). Die tägliche Dosis beträgt bis zu 6 g Trockenpilze, die mit 1½ bis 2 Liter Wasser versetzt werden. Trinken Sie diesen wässrigen Extrakt, den man landläufig als Pilztee bezeichnet, gleichmäßig verteilt über den ganzen Tag.
Für die Behandlung von Krebspatienten wird das Lentinan in Japan intravenös oder intramuskulär injiziert.

Erhältliche Zubereitungen des Shii-take

Die in Deutschland erhältlichen Produkte sind als Nahrungsergänzungsmittel eingestuft, obwohl die Heilwirkung des Shii-take in zahlreichen wissenschaftlichen Publikationen in Japan, China und mittlerweile in den USA beschrieben wird. Dementsprechend eingeschränkt sind unsere Möglichkeiten, die Wirkung des Shii-take auszuloben. Man kann sich nur einiger wenig konkreter Argumente bedienen, wie z.B. die Stärkung der körpereigenen Abwehrkräfte und Steigerung der Leistungsfähigkeit.

Erhältlich sind Teezubereitungen, die neben dem Shii-take auch noch bis zu 40 % Ling zhi enthalten, um die kräftigende Wirkung des Shii-take zu verstärken. Es ist sichergestellt, dass die Pilze für die Teezubereitungen aus kontrolliertem Anbau stammen. Die

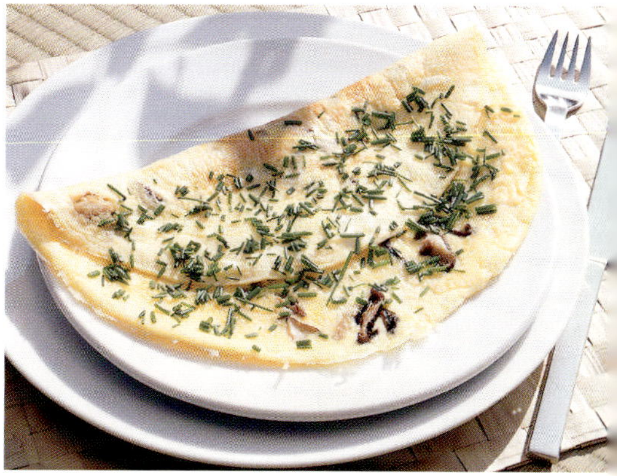

Versuchen Sie doch mal ein Omelett mit Shii-take.

Anbaubetriebe liegen in der chinesischen Provinz Zhejiang. Die dort gewonnenen Pilze werden sorgfältig getrocknet und schonend vermahlen.

Von den Teezubereitungen nimmt man 1 gehäuften Teelöffel (ca. 2,5 g) für ein Glas oder eine Tasse (200 bis 250 ml) oder 2 bis 3 Esslöffel (6 bis 9 g) für 1½ bis 2 l siedend heißes Wasser. Man lässt den Tee 10 bis 15 Minuten ziehen und trinkt ihn entweder nur morgens oder verteilt während des ganzen Tages.

Weitere Produkte sind Kapseln, die das Pulver des getrockneten, gemahlenen Shii-take enthalten. Von diesen Kapseln werden täglich 2 bis 4 verzehrt. Besonders interessant sind Tabletten, die außer dem Shii-take-Pulver zusätzlich lebenswichtige Vitamine und das Spurenelement Selen enthalten. Mit diesen Tabletten wird neben der wohltuenden Wirkung des Shii-take auch ein erheblicher Teil des täglichen Vitaminbedarfes abgedeckt. Die Verzehrsempfehlung lautet: Täglich 2 x 2 Stück mit etwas Flüssigkeit einnehmen. Schließlich ist der Trockenextrakt des Shii-take in Deutschland erhältlich, der aus gesunden, unversehrten Fruchtkörpern hergestellt wird. Der Extrakt ist etwa 20fach konzentrierter als das Pulver. Auch der Extrakt wird in Kapselform angeboten (Inhalt ca. 250 mg Extrakt/Kapsel). Die Verzehrempfehlung des Extraktes lautet: Täglich 2 x 1 Kapsel mit etwas Flüssigkeit einnehmen.

Ab *Seite 90* finden Sie Adressen, unter denen Sie die beschriebenen Produkte beziehen können.

MAITAKE, KLAPPERSCHWAMM

(Grifola frondosa)

Pilzsammler im alten China und Japan führten den Legenden zufolge Freudentänze auf, wenn sie ihn gelegentlich fanden. Ihre Beute war nämlich wertvoll wie Silber und konnte gegen dieses eingetauscht werden. Die spektakulären Freudenausbrüche müssen derart typisch und konsequent durchgeführt worden sein, dass man den Pilz in Japan schließlich „Maitake" nannte, was „tanzender Pilz" bedeutet. Unter dieser Bezeichnung ist er weltweit bekannt geworden. Ein alternativer Name „Kumotake" kommt ebenfalls aus dem Japanischen und könnte als „Schwarm von Pilzen" übersetzt werden – eine Bezeichnung, die auf den büschelförmigen Fruchtkörper durchaus zutrifft. Andere Namen sind „Huhn am Holz" oder „Tanzender Schmetterlingspilz". Doch unter welchem Namen man ihn auch kannte, der Maitake galt in Ostasien als derart wertvoll, dass seine Fundstellen streng geheim gehalten wurden und erfolgreiche Sammler selbst ihren Familienangehörigen nichts davon verrieten.

Der Maitake ist in seiner Erscheinung eher unauffällig. Er ist als Speisepilz zur Zeit noch relativ bedeutungslos, wird aber in der Heilkunde vielfältig eingesetzt.

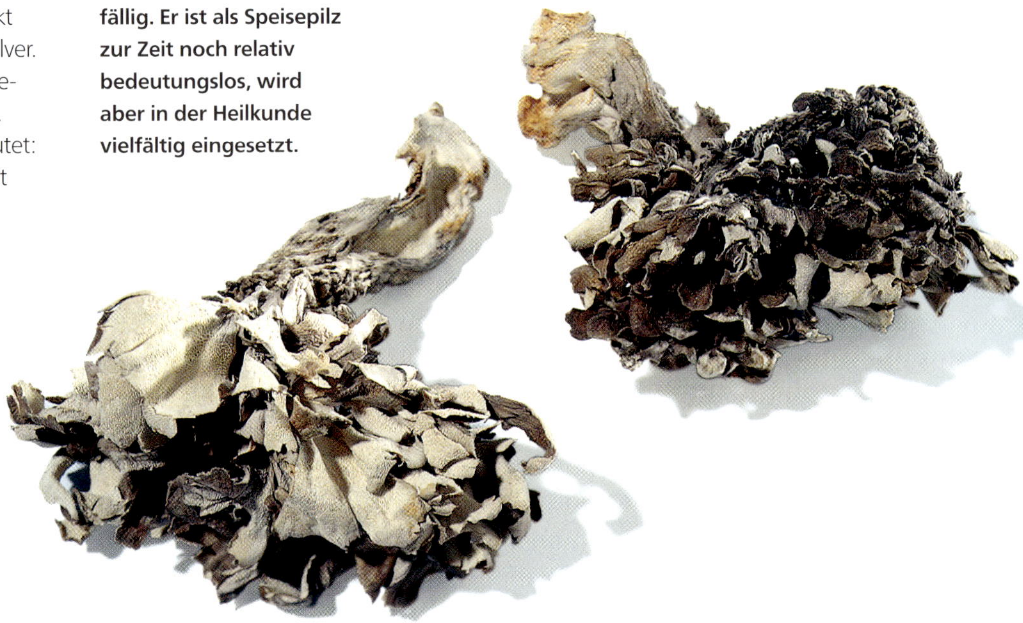

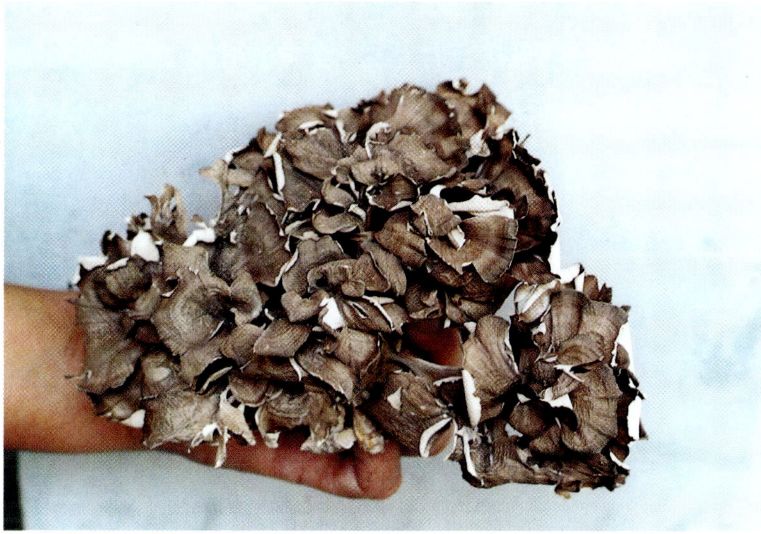

Eine ausgewachsene Fruchtkörpertraube des Maitake kann bis zu 15 kg schwer werden.

Kulturgeschichte

Die erste schriftliche Aufzeichnung über den Maitake wurde in Japan im 11. Jahrhundert veröffentlicht. Man hat ihn anfangs nicht wegen seines Speisewertes gesammelt. Die dünnen, nur 2–5 mm dicken Hüte sind zwar jung essbar, als Leckerbissen wurden sie jedoch nicht eingestuft. Diese Einschätzung hat sich in den letzten Jahren geändert. In Japan und auch den USA werden junge Fruchtkörper als Delikatesse gehandelt und in Feinkostgeschäften angeboten. In erster Linie sind es jedoch nach wie vor seine Einsatzmöglichkeiten in der Heilkunde, die den Maitake so wertvoll machen. Obwohl der Maitake nicht sehr selten ist und in Europa, Nordamerika sowie Ostasien gleichermaßen vorkommt, deckt das natürliche Aufkommen bei weitem nicht den Bedarf. Dies gilt insbesondere für Japan und neuerdings auch für die USA. Man hat den Maitake deshalb in beiden Ländern in den 80er-Jahren in Kultur genommen. Im Jahre 1990 betrug die Weltproduktion bereits 7000 Tonnen. Sie erhöhte sich bis 1994 um mehr als 100 % auf 14 200 Tonnen. Es ist anzunehmen, dass das Produktionsvolumen seitdem weiter angestiegen ist. Denn der Maitake wird inzwischen außer in Japan und den USA auch in China und – in sehr geringen Mengen – in Europa kultiviert.

Steckbrief und Vorkommen

Wenn man bei Pilzen über Mimikry, einer dem Selbstschutz dienenden Anpassungsgabe sprechen kann, so verfügt der Maitake über diese Eigenschaft. Bei Pilzsammlern erregt es immer wieder Aufsehen, wenn im Herbst am Fuß alter Eichen der Maitake erscheint. Seine graubraunen Hüte heben sich wenig von der Umgebung ab, deshalb wird er oft erst entdeckt, wenn man dicht neben ihm steht.

Der Fruchtkörper vom Maitake gleicht einem kleinen, belaubten Busch und besteht aus zahlreichen, einander überlappenden Einzelhüten, die dunkelgrau, graubraun, im Alter hellgrau und ziemlich zerklüftet sind. Der Pilz kann 40 – 50 cm hoch werden und erreicht ein Gewicht von bis zu 15 kg. Er lebt mehrere Jahrzehnte und fruchtet von August bis Oktober. Man findet ihn neben Eichen, an Edelkastanien und gelegentlich auch an Rot- und Weißbuchen. Der Maitake wird zu Recht als Baumparasit eingestuft, obwohl er auch an den Stubben gefällter Bäume noch jahrelang auftreten kann. Durch das Wurzelsystem des Wirtsbaumes treibt er sein Myzel vor und befällt unterirdisch auch benachbarte Bäume. Man kann deshalb gelegentlich beobachten, dass seine Fruchtkörper weit vom Baumstamm entfernt erscheinen.

Chemische Zusammensetzung

Über die Hauptnährstoffe sowie den Vitamin- und Mineralstoffgehalt des Maitake ist wenig bekannt. Lediglich Paul Stamets, der bekannte US-Mykologe, macht einige Angaben:

- Eiweiß: 27,0 %
- Fett: 3,4 %
- Kohlenhydrate: 50,0 %
- Vitamin B_1: 1,5 mg
- Vitamin B_2: 1,6 mg
- Niacin: 5,4 mg
- Vitamin C: 63 mg
- Vitamin D: 400 IE
- Phosphor: 425 mg
- Magnesium: 67 mg
- Eisen: 0,5 mg
- Kalzium: 11 mg

Diese Werte wurden in Trockenpilzen ermittelt. Der Wassergehalt frischer Maitake-Fruchtkörper beträgt durchschnittlich 80 %. Die Mengenangaben gelten für 100 g.

Die medizinisch aktiven Substanzen des Maitake sind hauptsächlich Polysaccharide, unter ihnen einige spezifische wie Grifolan und Grifolin, sowie metallgebundene Proteine und Lektine. Der Pilz ist ziemlich reich an Nukleotiden. Nukleotide sind chemische Verbindungen, die besonders für den Aufbau der Nukleinsäure, einem Bestandteil der Zellkerne, wichtig sind. Im Fett des Maitake wies man verschiedene ungesättigte Fettsäuren nach. Bemerkenswert ist auch das Ergosterin, das den hohen Vitamin-D-Gehalt im Maitake erklärt. Inzwischen hat noch eine so genannte D-Fraktion aus dem Maitake-Fruchtkörper eine beachtliche Bedeutung bei Therapiemaßnahmen erlangt. Die D-Fraktion ist ein standardisiertes und gereinigtes Produkt, das aus einem proteingebundenem Polysaccharid besteht. Sie gilt als besonders wirksam gegen Tumore und wird in den USA zur Zeit auf mögliche Zulassung als Arzneimittel geprüft, und zwar bei Patienten mit Lungen- und Mastdarmkrebs.

Verwendung in der traditionellen fernöstlichen Medizin

Maitake galt in China und Japan seit Jahrhunderten als begehrte Medizin. Menschen mit ernsten degenerativen Erkrankungen scheuten keine Mühe, um diesen Pilz zu suchen oder zu erwerben. Die wichtigsten Heilanzeigen waren:

- Senkung hohen Blutdrucks
- gegen Diabetes
- gegen Fettleibigkeit
- bei Erschöpfung, Kraftlosigkeit, Immunschwäche

Verwendung in der modernen Naturheilkunde Ostasiens

Umfangreich sind die Berichte über Einsatzmöglichkeiten des Maitake in der Heilkunde. Die meisten Studien werden in China, Japan und den USA durchgeführt. Mehrere Experten wiesen eine blutdrucksenkende Wirkung nach, wenn sie aus dem getrockneten, pulverisierten Pilz einen alkoholischen Extrakt hergestellt, diesen eingedampft und den getrockneten Extrakt an Tiere verfüttert haben. Bemerkenswert ist, dass ein wässriger Extrakt des Maitake keine derartige Wirkung zeigte. Dafür senkte er den Blutcholesteringehalt der Versuchstiere. Die wirksame Komponente für eine Blutdrucksenkung ist offenbar in Alkohol löslich.

In einem anderen Versuchsmodell, in dem unter Hepatitis leidende Ratten untersucht wurden, übte ein Extrakt des Maitake eine bemerkenswerte Leberschutzfunktion aus. Ebenfalls erfolgreich verliefen solche Experimente, in denen Tieren mit Diabetes mellitus Typ-II, auch als nicht-insulinabhängige Diabetes bezeichnet, getrocknete, pulverisierte Fruchtkörper verabreicht worden waren. Der Blutzuckergehalt verringerte sich signifikant.

Besonders gerühmt wird die Antitumoraktivität dieses Pilzes. Dr. Kanichi Mori und seine Mitarbeiter vom *Mushroom Research Institute of Japan* sowie vom *Kobe Women's College of Pharmacy* haben anlässlich eines internationalen Kongresses an der Pennsylvania State University im Jahre 1986 gezeigt, dass der getrocknete

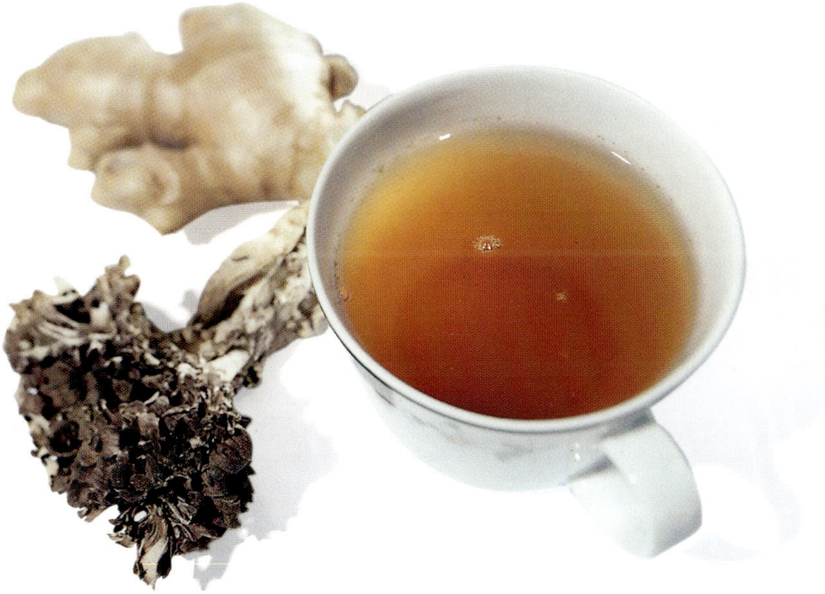

Täglich ein bis zwei Tassen Maitake-Tee wirken wie Balsam auf den Organismus.

und pulverisierte Fruchtkörper des Maitake bei tumorkranken Mäusen eine 86%ige Wachstumshemmung der Geschwulst bewirkte. Dieser Effekt wurde durch Aktivierung der Makrophagen, Wanderzellen des Gewebes, die ins Blut übergehen und sich am Abwehrkampf beteiligen, sowie der natürlichen Killerzellen und der T-Killerzellen erreicht.

Die krebshemmende Wirkung des Maitake ist inzwischen Thema vieler Forschungsprojekte. Zahlreiche Wissenschaftler vertreten die Meinung, dass der Maitake bzw. seine D-Fraktion das wirksamste Immunstimulans unter allen bisher bekannten Heilpilzen und Heilpilzextrakten ist. Es soll bei Tumortherapien mehr als zweimal so effektiv sein wie das Lentinan oder LEM (Lentinula edodes Myzelextrakt) des Shii-take (siehe *Seite 55*). Dies beweisen auch die Untersuchungen von Dr. Denis Miller am *Cancer Treatment Centers of America*. Das Wirkungsspektrum der D-Fraktion wird aufgrund der vorliegenden Erfahrungen und Erkenntnisse wie folgt definiert:

- schützt gesunde Zellen vor Tumorerkrankung
- hilft bei der Vorbeugung von Metastasen
- verlangsamt oder stoppt das Tumorwachstum
- mildert die unangenehmen Nebenwirkungen einer Chemotherapie

Dr. Abram Ber, Arzt in Phoenix, Arizona, führte zahlreiche Behandlungen mit Maitake bei Krebskranken durch, so z. B. bei zwölf Personen mit Prostatakrebs. Sie erfuhren als Folge der Therapie erhebliche Erleichterung beim Wasserlassen, die Häufigkeit wurde reduziert, und alle anderen Symptome eines Prostataleidens verbesserten sich wesentlich. Bei einem Uterusgewebetumor von sechs Patientinnen führte die Verabreichung von Maitake-Tabletten (dreimal 2 Tabletten täglich) nach sechs Monaten dazu, dass ein chirurgischer Eingriff überflüssig wurde.

Die stabilisierende Wirkung des Maitake auf das Immunsystem scheint auch im Falle einer HIV-Infektion nützlich zu sein. So berichtete Dr. Hiroaki Nanba während einer wissenschaftlichen Konferenz im Jahre 1992 in Japan, dass Maitake-Extrakt in seinen Laborexperimenten die Zerstörung der T-Helferzellen durch HIV-Infektion zu 97 % verhinderte. Es scheint ein wichtiger Aspekt

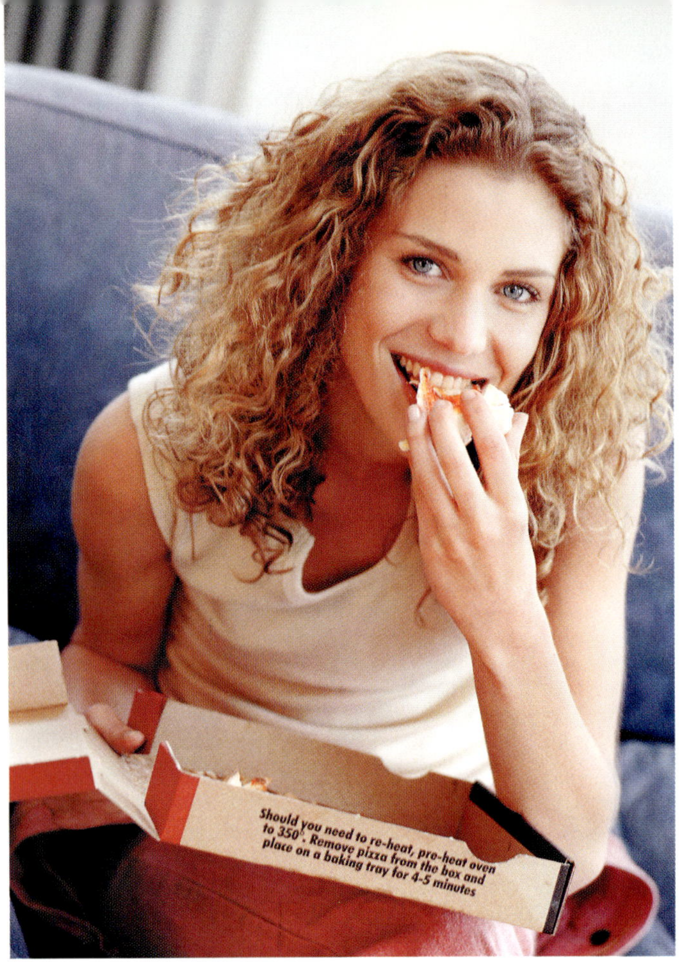

Schlemmend abnehmen ist mit dem Maitake ohne weiteres möglich.

zu sein, da die Erfassung der Anzahl der T-Helferzellen bei HIV-positiven Personen eine Möglichkeit darstellt, den Verlauf der Infektion zum Ausbruch zu verfolgen.
Die möglichen medizinischen Anwendungen des Maitake sind wie folgt zusammenzufassen:

- Behandlung von Krebserkrankungen (Leberkrebs, Lungenkrebs, Brustkrebs, Gehirntumor u.a.)
- Behandlung von Bluthochdruck
- gegen Diabetes
- bei Immunschwäche

Es wird berichtet, dass in den USA inzwischen weit über 2000 praktische Ärzte Maitake-Extrakte verordnen bzw. verabreichen. Schließlich gibt es noch eine völlig überraschende Indikationsmöglichkeit des Maitake, die auch hochinteressant und für viele Menschen der modernen Zeit sehr nützlich sein könnte: Die Wirkung des Maitake auf Fettleibigkeit.

Erste Versuche wurden an Ratten durchgeführt, deren Futter mit 10 und 20 % pulverisiertem Maitake angereichert wurde. Tiere, die den Pilzzusatz erhielten, wogen einen Monat später im Durchschnitt nur 20 bis 30 g mehr. Kontrolltiere ohne Pilznahrung nahmen dagegen 130 bis 240 g zu. Klinische Tests führte Dr. Masaroni Yokota in Tokio durch. Er gab 30 Personen täglich 10 g getrockneten, pulverisierten Maitake als Nahrungsergänzung, ohne eine sonstige Veränderung in der Ernährung. Das Experiment dauerte zwei Monate. Die Probanden verloren während dieser Zeit zwischen 3 und 12 kg, im Durchschnitt 5 bis 6 kg ihres Körpergewichtes. Dr. Masaroni meint, dass eine Fortsetzung der Maitake-Einnahme noch zu weiterem Gewichtsverlust geführt hätte.
Bedenkt man, dass nach Auskunft des Experimentators diese Ergebnisse ohne eine Einschränkung der Ernährung der Testpersonen erreicht wurden, könnte mit dem Maitake ein Wunschtraum vieler Zeitgenossen in Erfüllung gehen: schlemmend abnehmen.

Anwendung und Zubereitung für den täglichen Gebrauch

Die nachfolgend beschriebenen Zubereitungen sind alle dafür gedacht, ein aus welchem Grunde auch immer geschwächtes Immunsystem aufzubauen und die körpereigenen Abwehrkräfte zu stärken. Aufgrund der Erfahrungen der ostasiatischen Medizin kann Maitake besonders dann nützlich sein, wenn ein Krebsleiden vorliegt und sich der Patient nach erfolgter Operation in der Erholungsphase befindet.
In den USA sind Extrakt-Kapseln im Handel, die 3 mg pure D-Fraktion, 150 mg Maitake-Fruchtkörperpulver und 10 mg Vitamin C enthalten. Für die tägliche Vorbeugung wird die Einnahme von zweimal 2 Kapseln empfohlen. Die Mischung der D-Fraktion mit dem Pilzpulver dient – den Berichten zufolge – der besseren Wirkung. Ein weiteres Produkt, ein Maitake-Konzentrat, besteht aus Kapseln, die 500 mg Maitake-Pulver enthalten. Auch von diesem Produkt sollte man täglich zweimal 2 Kapseln einnehmen.
Die Herstellung eines Pulvers aus den Fruchtkörpern des Klapperschwamms ist einfach und problemlos (siehe *Seite 32*).
Sie können das Pulver als allgemeines Stärkungsmittel regelmäßig einnehmen. Eine Dosis von 5 bis 10 g täglich ist ausreichend und entspricht der Durchschnittsempfehlung der Japaner. Wenn damit zugleich eine problemlose Gewichtsreduktion erreicht wird – wie die Tests beweisen –, so werden sicherlich viele von Ihnen sie als willkommenen Nebeneffekt verbuchen.
Am einfachsten ist es, sich einen Tee mit dem Pilzpulver zu brühen (siehe *Seite 34*). Etwas Honig oder Zucker verbessern seinen Geschmack. Man kann zur Geschmacksverbesserung alternativ auch eine Messerspitze Ingwer oder Lakritze mit dem Pilzpulver mitkochen.

Erhältliche Zubereitungen des Maitake

Die in Deutschland erhältlichen Produkte gelten als Nahrungsergänzungsmittel. Dieser Zustand könnte sich ändern, sobald genügend wissenschaftliche Unterlagen für einen Antrag zur Zulassung des Maitake als Arzneimittel vorliegen und die praktische Handhabung dieses Pilzes in Japan und USA auch für Deutschland Gültigkeit erlangt.
Zurzeit sind in Deutschland Kapseln erhältlich, die das Pulver des getrockneten gemahlenen Maitake enthalten. Von diesen Kapseln werden täglich 2 bis 4 verzehrt. Es gibt darüber hinaus solche Tabletten, die außer dem Maitakepulver zusätzlich noch lebenswichtige Vitamine und das Spurenelement Selen enthalten. Von den Tabletten, die neben der Maitake-Zufuhr auch dafür geeignet sind, auf einer breiten Front den täglichen Vitaminbedarf abzudecken, sollte man täglich 2 x 2 Stück verzehren. Schließlich ist der Trockenextrakt des Maitake in Deutschland erhältlich, der aus gesunden, unversehrten, aus kontrolliertem Anbau stammenden Fruchtkörpern hergestellt wird. Der Extrakt ist etwa 16fach konzentrierter als das Pulver. Auch er wird in Kapselform angeboten (Inhalt ca. 250 mg Extrakt/Kapsel). Die Verzehrempfehlung des Extraktes lautet: Täglich 2 x 1 Kapsel mit etwas Flüssigkeit einnehmen.

Die Hobbythek hat sich bemüht, dass Sie die beschriebenen Produkte in den im Bezugsquellenverzeichnis genannten Läden (siehe ab *Seite 90*) beziehen können.

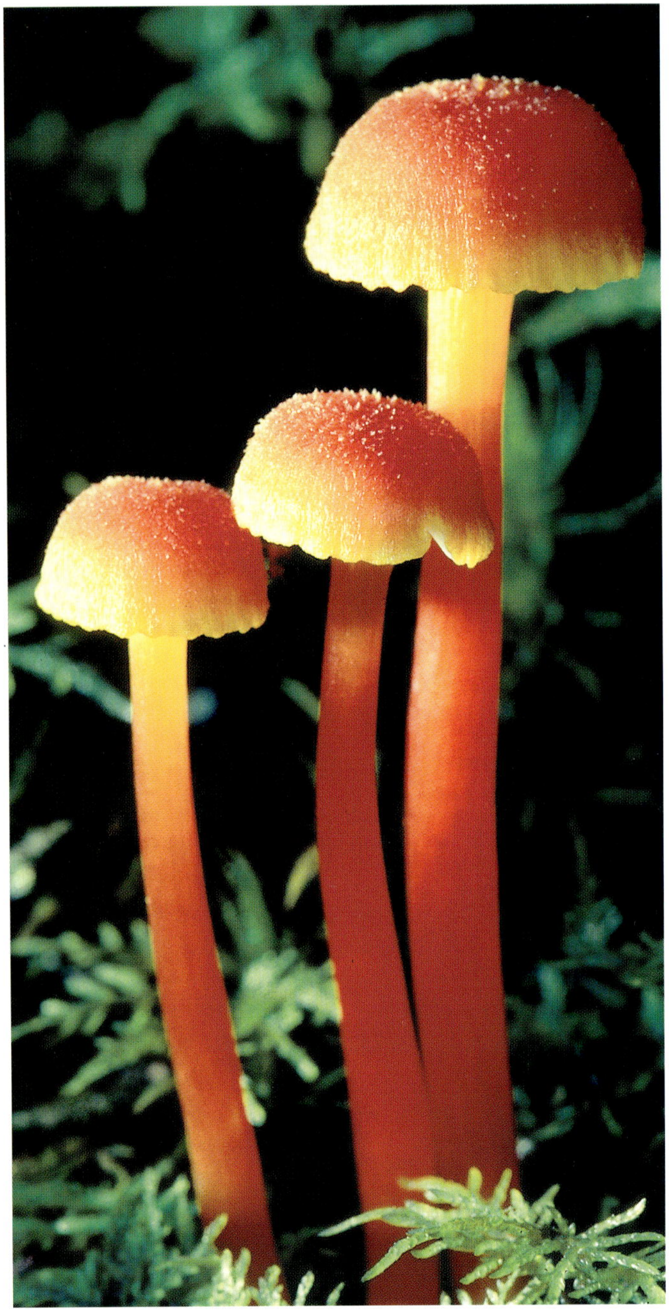

SELBSTMEDIKATION MIT PILZEN

Bei der detaillierten Beschreibung der Pilze haben wir uns auf eine verhältnismäßig kleine Zahl beschränkt. Wenn Sie allerdings Ihre Kenntnisse der wildlebenden Pilzflora mit der Möglichkeit einer Pilztherapie verknüpfen möchten, finden Sie in nachfolgender Tabelle noch einige Tipps. Viele Hinweise beziehen sich auf die bereits besprochenen Arten. Zusätzlich werden jedoch auch Hallimasch, Schopftintling, Echter Zunderschwamm, Igel-Stachelbart, Schmetterlingsporling, Silberohr, Lärchenporling sowie die Kulturpilze Champignon und Austernpilz berücksichtigt, um das Bild der möglichen Heilanzeigen mit heimischen Pilzen abzurunden.

Ausdrücklich weisen wir darauf hin, dass die hier zusammengetragenen Informationen über die Heilwirkung der Pilze – von wenigen Ausnahmen abgesehen – Publikationen aus China, Japan, USA, Kanada und anderen entnommen wurden. Dies gilt auch für die Anwendung und Dosierung. Eine Garantie für die Korrektheit der Quellen können wir nicht übernehmen. Wir sichern Ihnen jedoch zu, dass Sie die hier beschriebenen Pilze, bei Einhaltung der Zubereitungshinweise, gefahrlos verzehren können.

Auch wollen wir nicht die falsche Hoffnung erwecken, man könne mit Pilzen jede Krankheit heilen. Insbesondere schwere chronische Leiden wie Bluthochdruck, Arteriosklerose, Krebs oder AIDS sind das Ergebnis des Lebensstils und der genetischen Veranlagung des Einzelnen oder können durch verschiedene Umwelteinflüsse ausgelöst werden. Heilpilze sollten Sie als Teil eines Behandlungsplans in Betracht ziehen. Sie können bei einer Reihe von Erkrankungen hilfreich sein. Wunder bewirken sie jedoch nicht.

Empfehlungen für eine Selbstmedikation mit Pilzen

Anwendung	Pilzart	Verzehrmengen Frisch- und Trockenpilze	Konzentrat Tabletten	Extrakt Kapseln
Allergien:	**Glänzender Lackporling** *Ganoderma lucidum* Shii-take *Lentinula edodes*	6 – 9 g Trockenpilze täglich 6 – 10 g Trockenpilze täglich	3 x 3 tägl. 3 x 4 tägl.	2 x 2 tägl. 2 x 2 tägl.
Appetitlosigkeit:	**Champignon** *Agaricus bisporus*	100 – 150 g Frischpilze 2 – 3mal wöchentlich		
Arterienverkalkung: (Vorbeugung)	**Chin. Morchel** *Auricularia auricula judae* **Silberohr** *Tremella fuciformis*	3 – 4 g Trockenpilze täglich 3 – 4 g Trockenpilze täglich	2 x 2 tägl.	2 x 1 tägl.
Asthma:	**Glänzender Lackporling** *Ganoderma lucidum* **Lärchenporling** *Laricifomes officinalis*	2 – 9 g Pilzpulver täglich 0,2 – 2 g Pilzpulver täglich	5 x 2 tägl.	3 x 2 tägl.
Autoaggressionskrankheiten:	**Glänzender Lackporling** *Ganoderma lucidum*	2 – 9 g Pilzpulver täglich	3 x 3 tägl.	2 x 2 tägl.
Blasensteine:	**Lärchenporling** *Laricifomes officinalis*	0,2 – 2 g Pilzpulver täglich		
Blutausscheidung im Harn:	**Chin. Morchel** *Auricularia auricula judae*	3 – 15 g Trockenpilze täglich	3 x 4 tägl.	3 x 2 tägl.
Blutdruck: (Senkung)	**Glänzender Lackporling** *Ganoderma lucidum* **Chin. Morchel** *Auricularia auricula judae* **Maitake** *Grifola frondosa* **Shii-take** *Lentinula edodes*	2 – 9 g Pilzpulver täglich 3 – 15 g Trockenpilze täglich 3 – 7 g Trockenpilze täglich 6 – 16 g Trockenpilze täglich	4 x 2 tägl. 4 x 2 tägl. 4 x 2 tägl. 4 x 2 tägl.	2 x 2 tägl. 2 x 2 tägl. 2 x 2 tägl. 2 x 2 tägl.
Blutgerinnung: (Hemmung)	**Chin. Morchel** *Auricularia auricula judae* **Silberohr** *Tremella fuciformis*	3 – 15 g Trockenpilze täglich 3 – 4 g Trockenpilze täglich	3 x 2 tägl.	2 x 2 tägl.
Blutstillung:	**Echter Zunderschwamm** *Fomes fomentarius* **Riesenbovist** *Langermannia gigantea*	Schwammlappen auflegen Anw. homöopathisch Konz.: D2 bis D6		
Blutzuckergehalt: (Senkung)	**Schopftintling** *Coprinus comatus*	10 – 20 g Trockenpilze täglich		
Bronchitis:	**Glänzender Lackporling** *Ganoderma lucidum*	2 – 9 g Pilzpulver täglich	4 x 2 tägl.	2 x 2 tägl.
Cholesterinspiegel: (Regulierung)	**Austernpilz** *Pleurotus ostreatus*	3 – 9 g Trockenpilze täglich		
Cholesterinspiegel: (Senkung)	**Shii-take** *Lentinula edodes*	6 – 16 g Trockenpilze täglich	3 x 2 tägl.	2 x 1 tägl.

Anwendung	Pilzart	Verzehrmengen Frisch- und Trockenpilze	Konzentrat Tabletten	Extrakt Kapseln
Dermatitis:	**Shii-take** *Lentinula edodes*	6 – 10 g Trockenpilze	4 x 2 tägl.	2 x 2 tägl.
Durchblutungsstörung: (Gehirn, Herzkranzarterie)	**Hallimasch** *Armillaria mellea*	30 g Trockenpilze täglich		
Entzündung: (Harn und Verdauungsorgane)	**Schmetterlingsporling** *Trametes versicolor*	20 g Pilzpulver täglich		
Entzündung: (obere Atemwege)	**Schmetterlingsporling** *Trametes versicolor*	20 g Pilzpulver täglich		
Entzündung: (Magenschleimhaut)	**Igel-Stachelbart** *Hericium erinaceus*	60 – 150 g getrocknet, extrahiert in Wasser		
Erschöpfungszustand:	**Chin. Raupenpilz** *Cordyceps sinensis*	3 – 9 g Trockenmyzel täglich	2 x 2 tägl.	
Gelenkentzündung:	**Shii-take** *Lentinula edodes*	6 – 16 g Trockenpilze täglich	4 x 2 tägl.	2 x 2 tägl.
Grippe:	**Shii-take** *Lentinula edodes*	10 – 12 g Pilzpulver täglich	4 x 3 tägl.	3 x 2 tägl.
Haarschwund:	**Glänzender Lackporling** *Ganoderma lucidum*	2 – 9 g Pilzpulver täglich	4 x 2 tägl.	2 x 2 tägl.
Hämorrhoiden (blutend):	**Chin. Morchel** *Auricularia auricula judae*	3 – 15 g Trockenpilze täglich	4 x 3 tägl.	3 x 2 tägl.
Harntreibend:	**Eichhase** *Polyporus umbellatus*	6 – 15 g Pilzpulver täglich	Tee, 6 g Pilzpulver in 1,5 l Wasser, morgens 1 Tasse, Rest tagsüber	
Hepatitis A, B, C:	**Glänzender Lackporling** *Ganoderma lucidum*	9 – 12 g Pilzpulver täglich	4 x 3 tägl.	3 x 2 tägl.
Hepatitis B:	**Glänzender Lackporling** *Ganoderma lucidum* **Shii-take** *Lentinula edodes*	9 – 12 g Pilzpulver täglich 6 – 16 g Trockenpilze täglich	4 x 3 tägl. 4 x 3 tägl.	3 x 2 tägl. 3 x 2 tägl.
Herz-Kreislauf-System: (Stärkung)	**Glänzender Lackporling** *Ganoderma lucidum* **Chin. Raupenpilz** *Cordyceps sinensis*	7 – 9 g Pilzpulver täglich 5 – 6 g Trockenmyzel täglich	3 x 2 tägl. 3 x 2 tägl.	2 x 2 tägl.
Husten:	**Lärchenporling** *Laricifomes officinalis*	0,2 – 2 g Pilzpulver täglich		
Immunschwäche:	**Maitake** *Grifola frondosa*	10 g Pulver täglich	4 x 3 tägl.	3 x 2 tägl.
Immunsystem: (Stärkung)	**Eichhase** *Polyporus umbellatus* **Glänzender Lackporling** *Ganoderma lucidum* **Chin. Raupenpilz** *Cordyceps sinensis* **Maitake** *Grifola frondosa*	6 – 15 g Pilzpulver täglich 2 – 9 g Pilzpulver täglich 5 – 9 g Trockenmyzel täglich 3 – 7 g Trockenpilze täglich	Tee, 6 g Pilzpulver in 1,5 l Wasser, morgens 1 Tasse, Rest tagsüber 3 x 2 tägl. 2 x 2 tägl.	 2 x 1 tägl. 2 x 1 tägl. 2 x 1 tägl.

Anwendung	Pilzart	Verzehrmengen Frisch- und Trockenpilze	Konzentrat Tabletten	Extrakt Kapseln
	Schmetterlingsporling *Trametes versicolor*	20 g Pilzpulver täglich		
	Shii-take *Lentinula edodes*	6 – 16 g Trockenpilze täglich	3 x 2 tägl.	2 x 1 tägl.
Karies:	**Shii-take** *Lentinula edodes*	5 g Pilzpulver täglich	3 x 3 tägl.	
Kraftlosigkeit:	**Champignon** *Agaricus bisporus*	100 – 150 g Frischpilze 2 – 3mal wöchentlich		
Krebsnachsorge:	**Glänzender Lackporling** *Ganoderma lucidum*	6 – 9 g Pilzpulver täglich	4 x 4 tägl.	3 x 2 tägl.
	Chin. Raupenpilz *Cordyceps sinensis*	7 – 9 g Trockenmyzel täglich		3 x 2 tägl.
	Shii-take *Lentinula edodes*	10 – 15 g Trockenpilze täglich	4 x 4 tägl.	3 x 2 tägl.
	Maitake *Grifola frondosa*	7 – 10 g Pilzpulver täglich	4 x 4 tägl.	3 x 2 tägl.
Lunge: (Stärkung)	**Hallimasch** *Armillaria mellea*	30 g Trockenpilze täglich		
Leberzirrhose:	**Shii-take** *Lentinula edodes*	8 – 12 g Trockenpilze täglich	4 x 3 tägl.	3 x 2 tägl.
Magengeschwür:	**Chin. Raupenpilz** *Cordyceps sinensis*	5 – 7 g Trockenmyzel täglich	3 x 2 tägl.	
Magenkatarrh:	**Igel-Stachelbart** *Hericium erinaceus*	60 – 150 g getrocknet, extrahiert in Wasser		
Magenkrämpfe:	**Lärchenporling** *Laricifomes officinalis*	0,2 – 2 g Pilzpulver täglich		
Magenverstimmung: (mit Übelkeit)	**Chin. Morchel** *Auricularia auricula judae*	3 – 15 g Trockenpilze täglich	3 x 2 tägl.	2 x 2 tägl.
Migräne:	**Glänzender Lackporling** *Ganoderma lucidum*	7 – 9 g Pilzpulver täglich	4 x 3 tägl.	2 x 2 tägl.
	Shii-take *Lentinula edodes*	6 g Trockenpilz täglich	3 x 3 tägl.	2 x 2 tägl.
Milchproduktion: (Anregung f. still. Mütter)	**Champignon** *Agaricus bisporus*	100 – 150 g Frischpilze 2 – 3mal wöchentlich		
Nachtschweiße: (bei Lungentuberkulose)	**Lärchenporling** *Laricifomes officinalis*	0,2 – 2 g Pilzpulver täglich		
Nasenbluten:	**Riesenbovist** *Langermannia gigantea*	Anw. homöopathisch Konz.: D2 bis D6		
Nervenschwäche:	**Glänzender Lackporling** *Ganoderma lucidum*	7 – 9 g Pilzpulver täglich	3 x 4 tägl.	2 x 2 tägl.
Nierenentzündung:	**Lärchenporling** *Laricifomes officinalis*	0,2 – 2 g Pilzpulver täglich		
Rheuma:	**Shii-take** *Lentinula edodes*	10 – 16 g Trockenpilze täglich	4 x 3 tägl.	3 x 2 tägl.

Anwendung	Pilzart	Verzehrmengen Frisch- und Trockenpilze	Konzentrat Tabletten	Extrakt Kapseln
Schlaflosigkeit:	**Glänzender Lackporling** *Ganoderma lucidum*	2 – 9 g Pilzpulver täglich	3 x 3 tägl.	2 x 1 tägl.
Sehkraft: (Stärkung)	**Hallimasch** *Armillaria mellea*	30 g Trockenpilze täglich		
Sexuelle Unterfunktion: (Potenzsteigerung)	**Chin. Raupenpilz** *Cordyceps sinensis*	5 – 7 g Trockenmyzel täglich		2 x 3 tägl.
Strahlen- und Chemotherapie: (Linderung der Nebenwirkungen)	**Schmetterlingsporling** *Trametes versicolor*	20 g Pilzpulver täglich		
	Maitake *Grifola frondosa*	10 g Pilzpulver täglich	4 x 4 tägl.	3 x 3 tägl.
	Shii-take *Lentinula edodes*	12 – 16 g Trockenpilze täglich	4 x 4 tägl.	3 x 3 tägl.
	Glänzender Lackporling Ganoderma lucidum	10 – 12 g Pilzpulver täglich	4 x 4 tägl.	3 x 3 tägl.
Stresstoleranz:	**Glänzender Lackporling**	6 – 9 g Pilzpulver	3 x 2 tägl.	2 x 1 tägl.
Tumorhemmend:	**Maitake** *Grifola frondosa*	3 – 7 g Trockenpilze täglich	3 x 4 tägl.	3 x 2 tägl.
	Shii-take *Lentinula edodes*	14 – 16 g Trockenpilze täglich	4 x 4 tägl.	3 x 3 tägl.
Übererregbarkeit: (nervös)	**Hallimasch** *Armillaria mellea*	30 g Trockenpilze, in Wasser auskochen		
Uterusblutung:	**Chin. Morchel** *Auricularia auricula judae*	10 – 12 g Trockenpilze täglich	3 x 4 tägl.	2 x 2 tägl.
Verdauungsstörungen:	**Champignon** *Agaricus bisporus*	100 – 150 g Frischpilze 2 – 3mal wöchentlich		
Verdauungsorgane: (Stärkung)	**Hallimasch** *Armillaria mellea*	30 g Trockenpilze, in Wasser auskochen		
Zahnfleischblutung:	**Champignon** *Agaricus bisporus*	100 – 150 g Frischpilze mehrmals wöchentlich		
Zwölffingerdarmgeschwür:	**Igel-Stachelbart** *Hericium erinaceus*	100 – 150 g getrocknet, extrahieren in Wasser		

Hinweis: Angaben über die Dosierung von Tabletten und Extrakten haben wir nur so weit machen können, als uns solche bekannt geworden sind. Eine Garantie für die Wirksamkeit dieser Dosierungen können wir selbstverständlich nicht geben, da sie von vielen Faktoren, so z. B. von der individuellen Reaktion, abhängig sind. Vergiftungen können bei diesen Dosierungen ausgeschlossen werden. Es kann aber vorkommen, dass Menschen allergisch auf Pilztabletten oder -extrakte reagieren oder dass diese Zubereitungen für manche unverträglich sind.

Nutzpilze im Haus und Garten

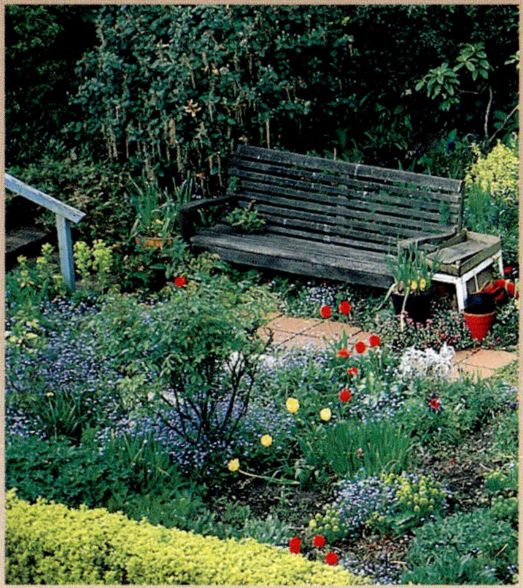

In Deutschland besitzen rund 18 Millionen Bürger einen Garten, die Gartenarbeit belegt Platz zwei auf der Rangliste der Hobbys. Da ist es kein Wunder, dass die Kultivierung von Nutzpilzen im Haus und Garten seit mindestens 20 Jahren zu einer beliebten Freizeitbeschäftigung geworden ist. Für die Heilpilze und die Selbstmedikation mit ihnen eröffnen sich daraus völlig neue Perspektiven. Falls Sie an einem der beschriebenen Pilze und seinen heilenden bzw. vorbeugenden Eigenschaften Interesse gefunden haben, finden Sie hier Tipps für die Zucht im eigenen Garten. Mit den nötigen Anbaukenntnissen können Sie Ihre Heilpilze schon bald selbst kultivieren. Pilze zu züchten ist nicht schwerer als der Anbau von Salat, Erdbeeren oder Strauchtomaten.

„Pilze wachsen doch von selbst"

Allerdings sei hier auch eine kleine Warnung ausgesprochen: Manche Menschen sind der Meinung, man könne eine Pilzkultur beliebig sich selbst überlassen. Pilze in der Natur wachsen schließlich auch überall ohne unser geringstes Zutun. Bei der Kultivierung von Pilzen ist diese Nicht-Einmischung allerdings ein Trugschluss. Wer sich nicht regelmäßig kümmert, muss damit rechnen, dass sein Pilzertrag gering und vom Zufall bestimmt ist, wie man es auch in der Natur beobachten kann.

Mit Erfolg kann nur rechnen, wer seine Pilzkulturen sorgfältig anlegt und pflegt. Doch spätestens dann, wenn Sie die erste Ernte eingebracht haben und daraus eine köstliche Mahlzeit, einen heilwirksamen Extrakt oder einen Wintervorrat von Trockenpilzen bereiten können, werden Sie den wahren Wert dieser nicht alltäglichen Freizeitbeschäftigung erkennen: Das Gedeihen einer Pilzkultur ist – ab einem gewissen Punkt – täglich spannend zu beobachten und bereitet jeden Tag neue, überraschende Freude.

PILZE, DIE JEDER KULTIVIEREN KANN

Erstaunlicherweise sind die meisten der bekannten und besonders wertvollen Heilpilze Holzbewohner. Deshalb werden wir uns zunächst nur mit Pilzen beschäftigen, die auf Holz wachsen. Wohlgemerkt: auf totem Holz. Mit Ausnahme des Eichhasen, der auch auf einem lebenden Baum existieren kann, sind alle übrigen Heilpilze so genannte Saprophyten, d. h. Organismen, die sich von faulenden Stoffen ernähren. Von den in den vorausgegangenen Kapiteln behandelten sechs Pilzarten lassen sich fünf nach demselben Schema anbauen. Nicht kultivierbar ist der Chinesische Raupenpilz, der ja kein Holzbewohner ist, sondern an lebenden Schmetterlingsraupen parasitiert. Dafür jedoch nennen wir einige weitere Arten, die im Kapitel „Pilze, die heilen" nicht behandelt wurden. Auch deren Anbaumethode passt in das gleiche Schema, und Sie können sich mit ihnen das Sortiment für Ihren Garten erweitern. Zusätzliche Arten sind:

- der Austernpilz, auch Kalbfleischpilz genannt (wächst auch auf Stroh, siehe *Seite 80*).
- der Samtfußrübling, der uns im Spätherbst und Winter frische, wohlschmeckende Pilze liefert.
- der Südliche Schüppling, der bereits im antiken Rom als Leckerbissen galt.
- das Silberohr, aus dem in China ein Erfrischungsgetränk gemacht wird.
- das Stockschwämmchen, das viele Pilzkenner wegen seines Geschmacks selbst dem Pfifferling vorziehen.

Die Grundlage der Pilzzucht ist entweder Naturholz oder ein so genanntes Schüttsubstrat. Auch das Schüttsubstrat besteht überwiegend aus Holz, jedoch in Form von feinem oder grobem Sägemehl. Die Pilze, die auf Naturholz wachsen, teilen wir in zwei Gruppen ein:

- Pilze, bei denen umfangreiche Anbauerfahrungen vorliegen. Von den hier behandelten Heilpilzen gehören der Shii-take, der Glänzende Lackporling und die Chinesische Morchel in diese Gruppe. Weitere, bisher nicht näher beschriebene Arten sind der Austernpilz, der Samtfußrübling, der Südliche Schüppling und das Stockschwämmchen.

Die meisten der von uns vorgestellten Pilze – und noch einige mehr – lassen sich ohne Probleme im eigenen Garten kultivieren.

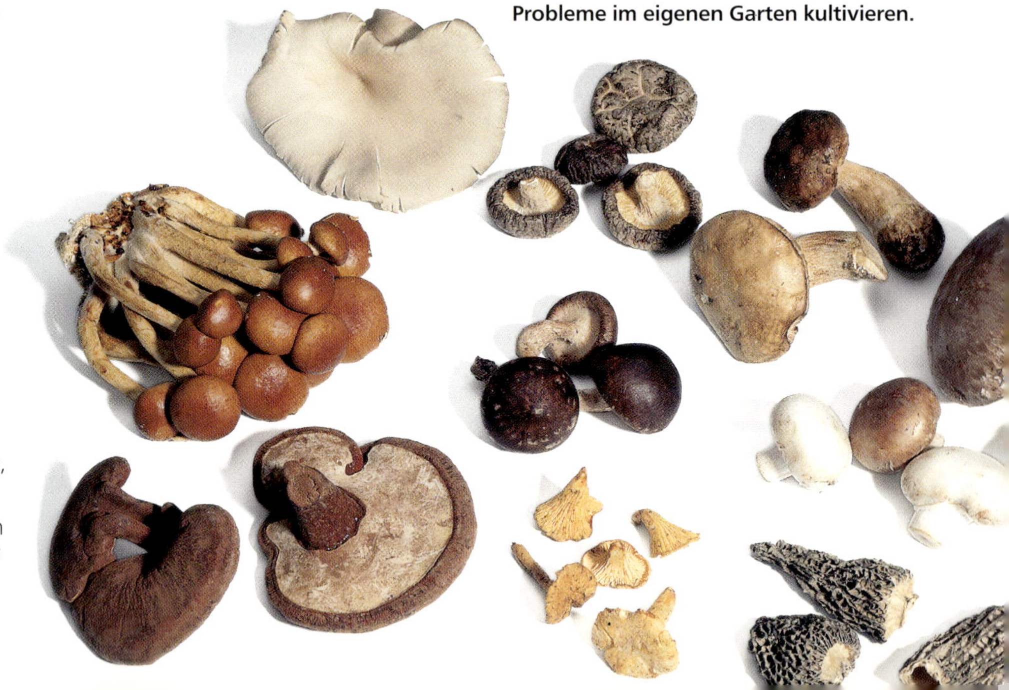

- Pilze, bei denen bisher wenig einschlägige Anbauerfahrungen vorliegen, deren Kultivierung man jedoch auf Naturholz mit guten Erfolgsaussichten versuchen kann. Von den hier behandelten Heilpilzen gehören der Eichhase und der Maitake dazu. Ein möglicher weiterer Kandidat ist das Silberohr.

Schnelle Erfolge oder lange Freude

Die Anlage von Pilzkulturen auf Schüttsubstraten ist kompliziert und riskant, was den Erfolg betrifft. Aus diesem Grund ist es ratsam, diese Pilzkulturen fertig zu kaufen und die Pilze einfach nur zu ernten. Es macht Freude, Fertigkulturen zu besitzen, da sie in der Regel sehr schnell fruchten und recht ergiebig sind. Der Erfolg stellt sich kurzfristig ein, doch die Freude währt leider auch nur kurzfristig – eben bis zur Ernte.

Im Gegensatz dazu stehen Pilzkulturen auf Naturholz, die man von Anfang bis Ende selbst durchführt. Bei denen müssen Sie zum Teil viele Monate lang auf die erste Pilzernte warten. Während dieser Zeit sollten diese Kulturen gut gehegt und gepflegt werden. Doch wenn es gelingt, bleiben selbst angelegte Pilzkulturen über Jahre hinweg bestehen. Mit regelmäßigem Ertrag belohnen sie die Mühe, die Sie anfangs in sie investiert haben.

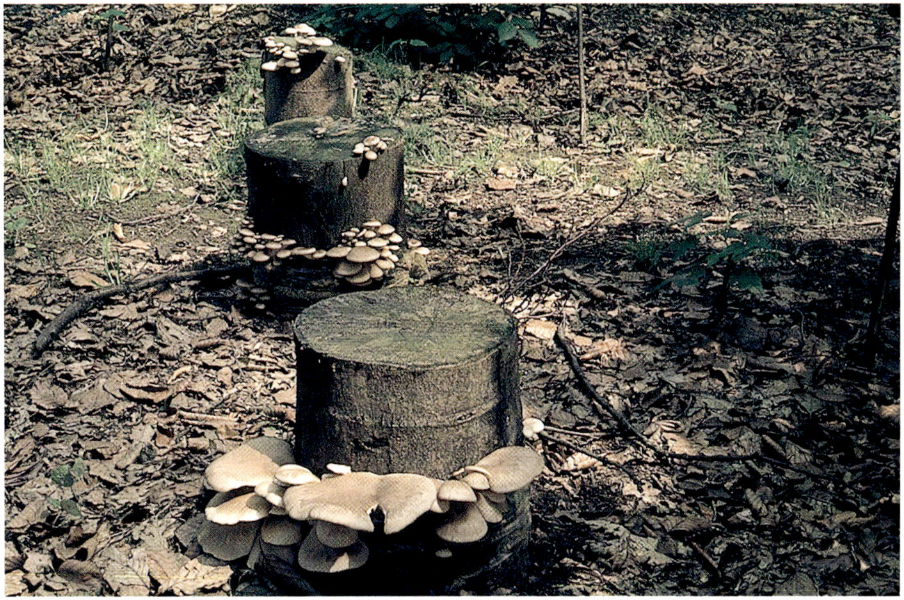

Buchenholz ist als Unterlage für alle unsere Pilzarten sehr geeignet.

DIE EIGENE PILZKULTUR AUF HOLZ

Die Kultivierung von Pilzen auf Naturholz wird dadurch vereinfacht, dass die Vorgehensweise bei allen Arten fast identisch ist. Wo geringfügige Unterschiede auftreten, finden Sie die Abweichungen an den jeweiligen Stellen.

Geeignete Unterlagen

Legen Sie Ihre Pilzkultur auf Naturholz vom Frühling bis Frühsommer an, am besten von April bis Ende Juni. Als Unterlage dienen 10 bis 30 cm dicke und 30 bis 40 cm lange Holzabschnitte. Ausnahmen sind der Shiitake, die Chinesische Morchel und das Silberohr. Diese Pilze wachsen auch dann gut, wenn Sie als Unterlage so genanntes Knüppelholz (90 bis 120 cm lang und 8 bis 12 cm dick) benutzen.

Bei der Auswahl der geeigneten Holzart gibt es wenig Probleme: Buchenholz ist für alle Pilze gut. Falls Sie aber andere Hölzer zur Verfügung haben, finden Sie auf *Seite 72* die individuellen Vorlieben der Pilze bezüglich ihrer Holzunterlage.

Buchenholz bildet nicht nur eine geeignete Unterlage für alle Pilzarten, es ist darüber hinaus ziemlich leicht und preiswert erhältlich. Besonders wichtig ist allerdings, dass das verwendete Holz feucht ist, am besten frisch geschlagen. Es sollte 50 bis 70 % Wassergehalt aufweisen. Noch wichtiger ist, dass es keine Spuren von Konkurrenzpilzen trägt.

Kein Pilz mag Konkurrenz

Auf geschlagenen, abgestorbenen Baumstämmen gedeihen zahlreiche holzbewohnende Pilze. Je älter die Stämme sind, desto größer ist die Wahrscheinlichkeit, dass sich in der Holzunterlage bereits andere, ungebetene und mit unserem Kulturpilz konkurrierende Organismen eingenistet haben. Die Regel ist, dass ein für den Pilzanbau vorgesehener Holzstamm maximal vier bis fünf Monate alt sein sollte. Manche raten von der Verwendung ganz frischen Holzes ebenfalls ab. Möglicherweise sind darin die natürlichen Abwehrstoffe des Baumes noch aktiv, die das Wachstum des Kulturpilzes hemmen könnten. Am besten ist, wenn das Holz wenigstens sechs Wochen und höchstens fünf Monate alt ist.

Die Holzqualität entscheidet

Auch der Zeitpunkt, zu dem der Baum gefällt wird, spielt in Bezug auf die Holzqualität eine wichtige Rolle. Den größten Kulturerfolg haben Sie mit Hölzern, die in der kalten Jahreszeit, von November bis Ende Februar, geschlagen worden sind. Stand der Baum zum Zeitpunkt des Fällens nämlich im Saft, also in der warmen Jahreszeit, verliert er danach bald die Rinde. Dieser Umstand ist ausgesprochen nachteilig und führt erfahrungsgemäß zum Stillstand oder sogar zum frühzeitigen Absterben der Pilzkultur. Sie sollten die Holzunterlage nach dem Fällen des Baumes mindestens sechs Wochen lagern; es kann sich ergeben, dass sie noch länger liegen bleibt. Da aber die Holzqualität für das Gelingen einer Pilzkultur von entscheidender Bedeutung ist, müssen Sie auch bei der Lagerung einige Regeln genau beachten.

Wird das Holz im Freien gelagert, wo es durch Niederschläge nass wird, lässt sich das Auftreten von Konkurrenzpilzen kaum vermeiden. Lagern Sie das Holz geschützt unter einem Dach, trocknet es aus. Fällt der Feuchtigkeitsgehalt unter 50 %, eignet sich das Holz nicht mehr so gut für eine Pilzkultur. Dafür ist die Gefahr viel kleiner, dass sich Konkurrenzpilze einnisten.

Wir raten nach Abwägung aller Vor- und Nachteile dazu, die Hölzer für eine Pilzkultur stets geschützt zu lagern, und zwar unabhängig davon, wie lange die Lagerung dauert. Es ist nämlich gar nicht schwierig, ausgetrocknete Hölzer unmittelbar vor ihrer Verwendung schnell auf den nötigen Feuchtigkeitsgehalt zu bringen.

Pilze lieben's feucht

Die Holzfeuchtigkeit wird am einfachsten mit der so genannten Handprobe geprüft. Dazu schneiden Sie mit einer Säge einige Scheiben von den Hölzern ab, nehmen eine Portion Sägemehl und -späne in die Hand und drücken es mit mäßigem Druck zusammen. Fällt der Klumpen nach dem Öffnen der Hand sofort auseinander, ist das Holz zu trocken und eine Befeuchtung nötig. Klebt es jedoch in der Hand etwas zusammen, reicht die Feuchtigkeit der Hölzer für eine Pilzkultur völlig aus.

Zu trockene Hölzer können Sie auf zweierlei Weise befeuchten:

- Sie können das Holz für 2 bis 3 Tage in einen geeigneten, mit Wasser gefüllten Behälter legen. Die Scheite müssen so beschwert werden, dass sie während der ganzen Zeit unter Wasser bleiben.

Pilzart	Holzart
Austernpilz	Buche, Erle, Pappel, Rosskastanie, Weide
Chinesische Morchel	Buche, Holunder, Robinie, Weide
Eichhase	Buche, Eiche
Glänzender Lackporling	Buche, Birke, Eiche, Erle
Klapperschwamm	Buche, Edelkastanie, Eiche
Samtfußrübling	Buche, Rosskastanie, Weide
Shii-take	Buche, Eiche, Kastanie
Silberohr	Buche, Mango
Stockschwämmchen	Buche, Erle, Birke, Pappel, Weide
Südlicher Schüppling	Buche, Pappel, Weide

Für jeden Pilz das richtige Holz.

- Alternativ können Sie die Hölzer im Garten am Boden auf einen Haufen legen und eine Woche lang täglich 2 bis 3 Stunden beregnen.

Meistens wird das Holzmaterial in längeren Stücken geliefert, als es für die Pilzkultivierung erforderlich ist. Das Zersägen der Holzscheite auf die notwendige Länge sollte in jedem Fall erst unmittelbar vor der Beimpfung geschehen. Dabei empfiehlt es sich, von jedem Holzscheit zunächst an beiden Enden eine 3 bis 4 cm dicke Scheibe abzuschneiden. Diese Scheiben werden nicht verwendet. Der Befall durch Konkurrenzpilze erfolgt nämlich häufig an den Stirnseiten der Holzscheite. Das Abschneiden ist also eine weitere Vorsichtsmaßnahme.

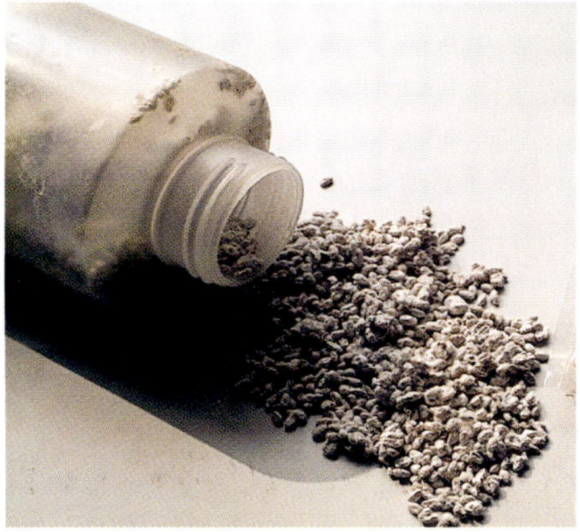

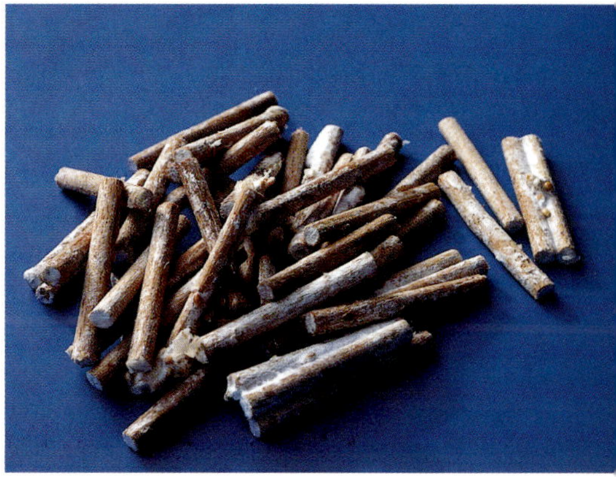

Körner- und Stäbchenbrut im Vergleich.

VERMEHRUNG DER PILZKULTUR

Pilze werden vegetativ, also ungeschlechtlich, vermehrt. Das Verfahren ist mit der Stecklingsvermehrung im Gartenbau vergleichbar. Das Vermehrungsmaterial wird Pilzbrut, volkstümlich auch Pilzsaat genannt. Die Brut ist eine Reinkultur des Pilzes und besteht aus seinem Geflechte (Myzel). Sporen sind für die Vermehrung der Pilzkulturen in der Praxis ungeeignet.

In der Regel werden Sie die Brut im Fachhandel kaufen. Für den Pilzanbau auf Holzunterlage sind zwei verschiedene Brutarten erhältlich: Körnerbrut und Stäbchenbrut.

Die Körnerbrut besteht aus sterilen Getreidekörnern (Roggen, Weizen, Hirse). Die Getreidekörner sind die Träger des Pilzmyzels, sie sind von ihm ummantelt. Die Körnerbrut ist streufähig und lässt sich gut portionieren.

Die Stäbchenbrut besteht aus sterilen Buchenholzstäbchen von 40 x 8 mm. Sie sind Träger des Pilzmyzels, wobei sie von dem Pilzmyzel nicht nur ummantelt, sondern vollständig durchwuchert sind. Stäbchenbrut eignet sich hervorragend für die Beimpfung von Hölzern, wobei man sie in entsprechend tiefe und breite Löcher schiebt.

Sie sollten die Brut rechtzeitig bestellen und bis zur Verwendung im Kühlschrank lagern. Eine Qualitätskontrolle der Brut nach dem Erhalt ist besonders ratsam, um sich vor unangenehmen Überraschungen zu schützen.

Prüfung der Brutqualität

Zuerst sollten Sie die Pilzbrut in Augenschein nehmen, um festzustellen, ob sie frei von Schimmelpilzen ist. Leider kommt es gelegentlich vor, dass selbst die unter sterilen Bedingungen hergestellte Brut durch unglückliche Umstände verschimmelt. Das ist leicht an der Farbe zu erkennen. Das Myzel der kultivierten Pilze ist weiß. Von weißem Myzel durchwachsene Brut ist deshalb meistens von guter Qualität. Eine andere Farbe des Pilzmyzels (grün, grau, rötlich, gelb), die in der Packung stellenweise oder großflächig sichtbar ist, zeigt das Vorhandensein von Schimmelpilzen an. Eine verschimmelte Brut sollten Sie nicht verwenden.

Wichtig ist noch ein weiteres Merkmal der Pilzbrut, das jedoch äußerlich nicht erkennbar ist: das Alter. Pilzbrut ist selbst unter optimalen Lagerbedingungen (1 bis 3 °C) zeitlich nur begrenzt haltbar. In Läden oder Gartencentern können diese Bedingungen mangels Kühlkapazität oft nicht erfüllt werden. Aus Nachlässigkeit wird selbst die hoch empfindliche Körnerbrut gelegentlich bei Raumtemperatur in den Regalen gelagert.

Je wärmer es dort ist, desto kürzer hält sich die Brut. Körnerbrut ist bei Zimmertemperatur nach 3 bis 4 Wochen meistens unbrauchbar. Stäbchenbrut ist weniger empfindlich: Sie hält sich auch bei Zimmertemperatur 6 bis 8 Wochen. Verlangen Sie beim Kauf auch die Stäbchenbrut aus der Kühlung. Denn oft gibt es keine Kontrolle dafür, wie lange die Päckchen bereits im warmen Regal gelegen haben.

Besser vorher testen

Alte Pilzbrut verliert ihre Wuchsfähigkeit ohne erkennbare Veränderung im Aussehen. Sie können bei Verdacht dem Päckchen vorsichtig einige Körner bzw. ein oder zwei Stäbchen entnehmen und sie auf feuchtem Löschpapier unter einem umgedrehten Einmachglas bei 20 bis 26 °C aufbewahren. Sprießt nach vier bis fünf Tagen kein Myzel aus den Körnern bzw. Stäbchen heraus, sollten Sie die Brut nicht verwenden.

Von der Körnerbrut brauchen Sie etwa 50 g, um einen durchschnittlichen Holzstamm zu beimpfen. Von den Stäbchen werden mindestens 8 Stück, besser 16 (der Inhalt eines Päckchens) benötigt.

HÖLZER BEIMPFEN

Lassen Sie uns zusammenfassen: Für die Anlage einer Pilzkultur werden 10 bis 30 cm dicke und 30 bis 40 cm lange Holzscheite verwendet. Für die Kultivierung des Shii-take, der Chinesischen Morchel und des Silberohrs sind auch Knüppelhölzer (90 bis 120 cm lang, 8 bis 12 cm dick) geeignet. Es gibt verschiedene Möglichkeiten, diese Hölzer mit einer Pilzkultur zu beimpfen, wobei sich die Impfmethoden nach der verwendeten Brutart (Körnerbrut, Stäbchenbrut) richten.

Beimpfung mit Körnerbrut

Machen Sie mit einer Hand- oder Motorsäge mitten im Holzscheit einen tiefen Einschnitt. Die Schnittrichtung muss quer, also parallel zu den Stirnseiten verlaufen. Je tiefer der Einschnitt, umso besser. Es ist aber wichtig, dass das Holzstück stabil bleibt und nicht etwa während der nachfolgenden Bearbeitung auseinander bricht. Die Tiefe des Einschnittes sollte etwa zwei Drittel des Holzdurchmessers betragen.
Knüppelhölzer werden an zwei Stellen, jeweils etwa 30 bis 40 cm von den Stirnseiten entfernt, an gegenüberliegenden Seiten angeschnitten.
Der Einschnitt wird ganz mit Körnerbrut ausgefüllt. Sehr wichtig ist, dass zwischen der Brut und dem Holz enger Kontakt hergestellt wird, damit das Pilzmyzel rasch in das Holz hineinwachsen kann. Anschließend legen Sie Plastikstreifen über die Einschnitte und befestigen sie mit Reiß- oder Heftzwecken. Die brutgefüllten Einschnitte können alternativ auch mit einem Klebe-

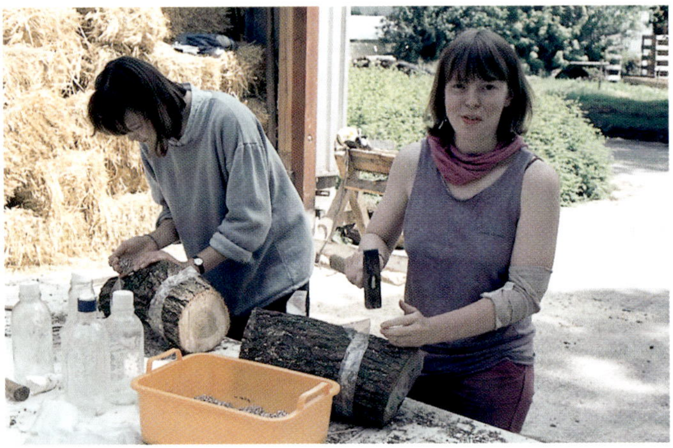

Beimpfung von Holz mit Körnerbrut.

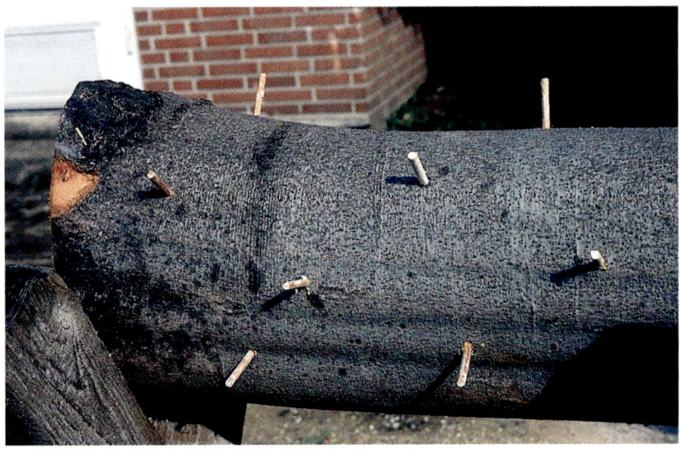

Dieses Holz wurde mit Stäbchenbrut beimpft.

band umwickelt werden. Sinn dieser Maßnahme ist es, die Brut für die ersten Tage vor Austrocknung zu schützen und zu verhindern, dass sie aus dem Einschnitt herausfällt. Diese Vorgehensweise wird als die „Schnittimpfmethode" bezeichnet.

Beimpfung mit Stäbchenbrut

Um eine Pilzkultur mit Stäbchenbrut anzulegen, werden die Holzabschnitte mit Bohrungen versehen. Da die Stäbchen 8 mm dick sind, verwenden Sie möglichst einen 9- oder 10-mm-Bohrer. Bei kurzen Hölzern bringen Sie die Bohrungen am besten in der Mitte, kranzförmig und mindestens 50 mm tief an.

Vollständig beendet ist die Besiedlungsphase, wenn das Myzel auf der Stirnseite sichtbar wird.

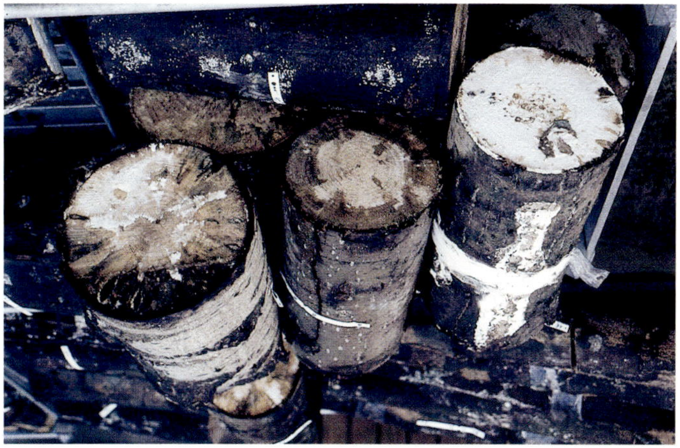

Wenn kurze Hölzer dünner sind als 20 cm, bohren Sie 8 Löcher und verwenden die Hälfte einer Packung. Sind die Hölzer dicker als 20 cm, sollten Sie 16 Bohrungen machen und für jedes Holz eine ganze Packung Stäbchenbrut verwenden. In lange Knüppelhölzer werden grundsätzlich16 Löcher gebohrt. Diese sollten Sie ebenfalls kranzförmig, jedoch an zwei Stellen auf je 8 Bohrungen aufteilen. Anschließend werden die Knüppelhölzer mit einer ganzen Packung Stäbchenbrut beimpft.
Der Impfvorgang ist denkbar einfach: Schieben Sie die Impfstäbchen in die Bohrlöcher, und fertig ist die Pilzkultur.

Die Pilze besiedeln das Holz

Die Zeitspanne, die Pilze benötigen, um ihre Holzunterlage vollständig zu durchdringen, wird als Besiedlungsphase bezeichnet.
Diese Zeitspanne beträgt bei Austernpilz, Shii-take, Stockschwämmchen, Samtfußrübling, Südlicher Schüppling, Chinesische Morchel und Glänzenden Lackporling etwa drei bis fünf Monate. Wie lange die Besiedlungsphase beim Eichhasen, Klapperschwamm und Silberohr dauert, ist nicht eindeutig geklärt. Sie ist jedenfalls beendet, wenn die beimpften Hölzer an beiden Enden weiße Flecken aufweisen. Diese rühren vom Myzel des Kulturpilzes her, das von den Impfstellen ausgehend nunmehr an den Stirnseiten angelangt ist.
Zwei wichtige Faktoren steuern das Fortschreiten des Myzelwachstums und damit die Länge der Besiedlungsphase: die Umgebungstemperatur und die Holzfeuchtigkeit. Auf beide Faktoren können Sie Einfluss nehmen und somit geringfügig die Länge der Besiedlungsphase verändern.

Für gleichmäßige Wärme sorgen

Wollen Sie nur eine kleine Pilzkultur aus wenigen Hölzern anlegen, werden die einzelnen kurzen Holzabschnitte in je einen entsprechend großen Plastiksack gegeben. Knüppelhölzer wickeln Sie in Plastikfolie ein. Danach bohren Sie mit einem Nagel verteilt auf den ganzen Sack 6 bis 8 Löcher und verstauen die Hölzer zunächst im Keller, in der Garage oder einem anderen Raum, wo die Temperatur durchgehend bei 18 bis 22 °C liegt.
Für eine größere Pilzkultur legen Sie im Garten, an einem schattigen Platz, eine Plastikplane auf die Erde. Die beimpften Hölzer werden auf der Plane in einem Haufen übereinander gestapelt. Danach schichten Sie etwas feuchtes Stroh oder Laub auf den Holzstapel und decken ihn schließlich mit einer weiteren Plastikplane ab. Die Ränder der Plane werden flach in die Erde vergraben oder mit Steinen, Hölzern oder ähnlichem beschwert. Durchlöchern Sie auch

diese Plane mit einem Nagel, vier bis fünf Löcher pro Quadratmeter reichen dabei vollkommen aus.
Die optimale Temperatur für das Myzelwachstum der holzbewohnenden Pilze beträgt ohne Ausnahme 20 bis 25 °C. Diese Temperatur sollte möglichst auch dort herrschen, wo die Besiedlungsphase stattfindet.

Vor Austrocknung schützen

Das Einpacken der Hölzer in Folie schützt vor Austrocknung. Denselben Effekt erreichen Sie auch mit dem Holzhaufen, der mit einer Folie zugedeckt wird. Deshalb sollte der Standort dieses Haufens schattig sein. Eine zu hohe Feuchtigkeit ist jedoch ebenfalls nachteilig. Sie begünstigt eher das Wachstum von Konkurrenzpilzen. Dies soll mit Hilfe der Lüftungslöcher in der Folie verhindert werden.
Beim Anlegen des Holzstapels im Garten ist noch zu beachten, dass kurze Hölzer in drei bis vier Reihen nebeneinander gelegt und übereinander gestapelt werden. Ein Stapel sollte nicht größer sein als 3 mal 1,5 m im Grundriss und höchstens vier Holzlagen hoch. Wenn Sie einen zu großen Holzstapel aufschichten, kann es während der mehrmonatigen Besiedlungsphase darin unzulässig warm werden. Falls Sie mehr beimpftes Holz haben, legen Sie lieber zwei kleinere Stapel an.
Mit dem Knüppelholz für Shii-take, Chinesische Morchel und Silberohr wird anders verfahren. Schichten Sie es kreuzweise aufeinander, wobei viereckige Stapel entstehen. Das kreuzweise Aufschichten ermöglicht eine gute Luftzirkulation im Stapel, weshalb er ohne Risiko bis zu 1,5 m hoch gebaut werden kann.

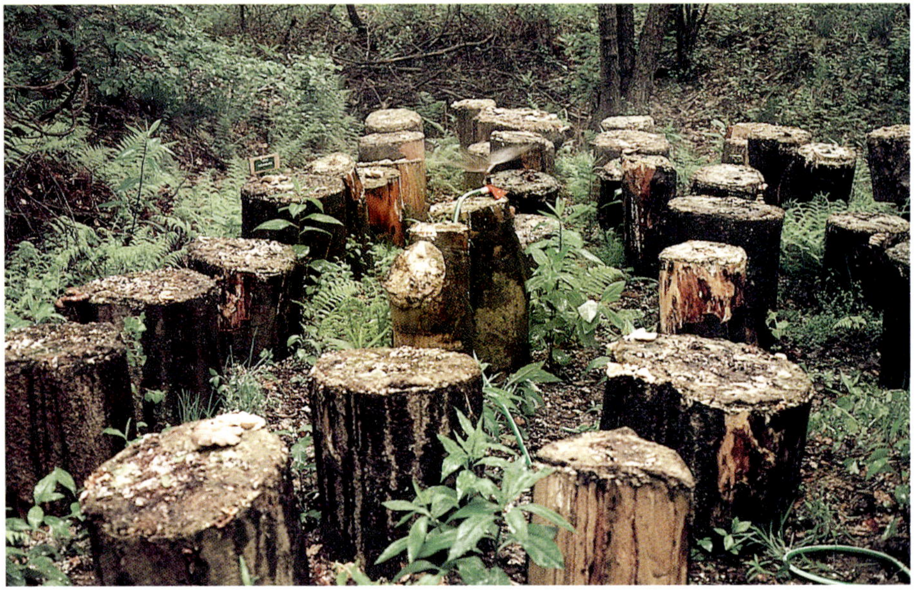

Die eingegrabenen Hölzer sollten einen guten Erdkontakt haben.

Es ist besser, eine schwarze als eine durchsichtige Plastikplane für die Abdeckung des Holzstapels zu nehmen. Unter einer durchsichtigen Plane keimen die in feuchtem Stroh enthaltenen Getreidekörner und Unkrautsamen aus und entwickeln sich zu mehr oder weniger großen Pflanzen. Schwarze Folie verhindert zwar das Auskeimen der Samen nicht, aber die Triebe verschwinden nach kurzer Zeit mangels Licht.

Das Myzel entwickelt sich

Überprüfen Sie das Myzelwachstum gelegentlich an den Hölzern. Ein gutes Zeichen ist, wenn an den Impfstellen üppiges, weißes Myzel sichtbar wird, das in den Stapeln sogar auf die Strohabdeckung übergreifen kann. Damit dürfen Sie vier bis sechs Wochen nach der Beimpfung rechnen. Vollständig beendet ist die Besiedlungsphase, wenn weißes Pilzmyzel an den Stirnseiten der Hölzer sichtbar wird. Erst in diesem Stadium sollten Sie die Hölzer im Garten an ihren endgültigen Standort bringen und dort aufstellen.

ANLAGE UND PFLEGE DER PILZKULTUR

Als endgültigen Standort für die Pilzkulturen wählen Sie einen schattigen oder zumindest halbschattigen Platz. Berücksichtigen Sie dabei folgende Gesichtspunkte: Der Standort sollte frei von Staunässe, der Boden am Standort möglichst nährstoffreich (Humusgehalt 2 bis 3 %) sein. Staunässe behindert den Luftaustausch im Boden und auch in den Hölzern. Das kann zum Absterben des Myzels führen.
Viele holzbewohnende Pilze treiben ihr Geflecht aus dem Holz auch in das Erdreich hinein und nehmen wichtige Nährstoffe auf. Nur beim Shii-take konnte bisher nachgewiesen werden, dass er auch ohne Erdkontakt auskommt und offensichtlich keine Nährstoffe aus dem Boden aufnimmt.
Nachdem Sie die Miete geöffnet haben oder die Hölzer den Plastiksäcken entnehmen, muss eine abschließende Kontrolle, insbesondere auf Schimmelbefall, erfolgen. Hölzer, die an den Impfstellen nicht weiß, sondern womöglich verschimmelt sind (grünes, rotes, graues Myzel) und auch an den Stirnseiten keine Spur des Kulturpilzes zeigen, sortieren Sie jetzt aus. Für die anderen bereiten Sie den Standort entsprechend vor.

Der richtige Standort

Für die Hölzer mit Austernpilz, Maitake, Schmetterlingsporling, Stockschwämmchen, Samtfußrübling, Südlichen Schüppling heben Sie im Abstand von etwa 40 x 40 cm Löcher aus, die 20 bis 25 cm tief sein sollen. Der Durchmesser der Löcher entspricht denen der Hölzer. Danach streuen Sie 2 bis 3 cm dick Mutterboden auf den Grund der Löcher, setzen die Hölzer mit einer der Stirnseiten darauf und stampfen die ausgehobene Erde um die Hölzer fest, so dass sie einen guten Erdkontakt erhalten. Nun ragen die Holzscheite mit zwei Drittel ihrer Länge aus dem Boden.
Für den Glänzenden Lackporling und den Eichhasen müssen Sie so tiefe Löcher ausheben, dass ihre Hölzer fast vollständig im Boden versenkt werden können. Die langen Knüppelhölzer mit Shii-take, der Chinesischen Morchel oder dem Silberohr können Sie dagegen nur kreuzweise auf die Erde stellen und gegen eine Leine oder Latte lehnen, die Sie in einem Meter Höhe spannen.

Die Fruchtkörper der Austernpilze stehen dachziegelartig übereinander.

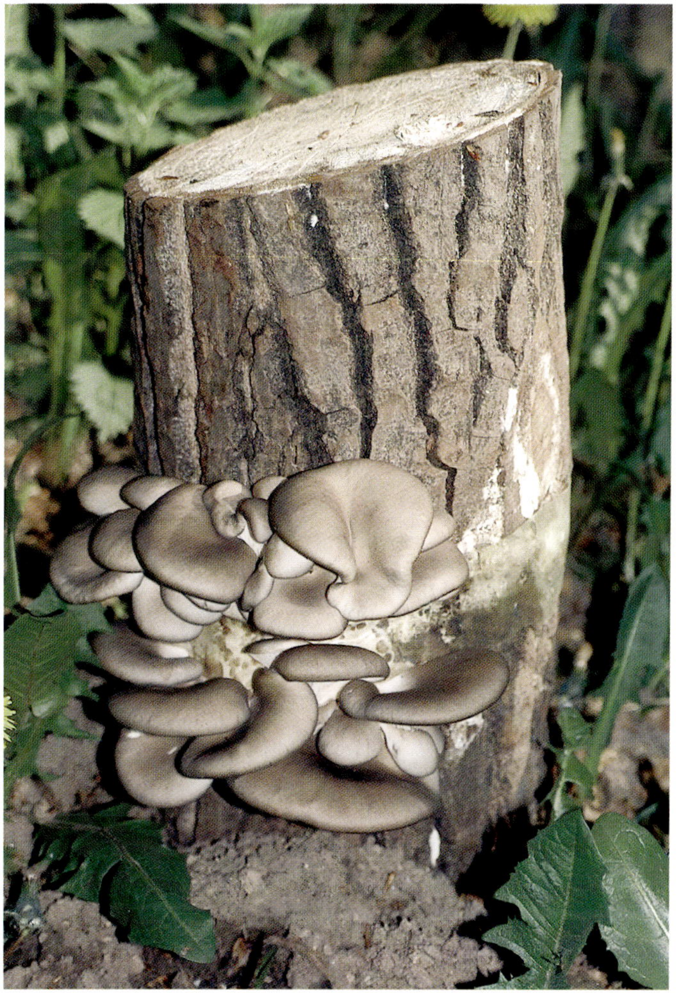

Lassen Sie es regnen

Jetzt haben Sie die schwerste Arbeit erledigt. Die nachfolgende Pflege ist leicht und braucht nur wenig Zeit. Sie besteht im Wesentlichen daraus, ein Austrocknen der Hölzer durch Beregnen zu verhindern. Dazu gibt es folgende Regel:

- Im Frühling, Sommer und Herbst wöchentlich einmal für ca. 15 Minuten beregnen.
- Wenn Fruchtkörper gebildet werden, täglich kurz beregnen.
- Im Winter entfällt das Beregnen.

Die Austrocknung der Hölzer kann tödlich für das Pilzmyzel sein. Wenn die Hölzer strahlenförmig angeordnete Risse zeigen, ist es meistens schon zu spät. Allerdings können Sie mit flankierenden Maßnahmen für mehr Feuchtigkeit sorgen: Wenn Sie die Anlage mit Matten umgeben und mit grünem Schattiernetz überspannen, ist sie vor Wind und Sonne geschützt und bleibt feuchter. Auch Unkraut und Gräser, die möglicherweise in Ihrer Pilzkulturanlage wachsen, schaffen durch Wasserverdunstung ein feuchtes Mikroklima. Sie dürfen also stehen bleiben und werden erst vor Beginn der Pilzernte entfernt.

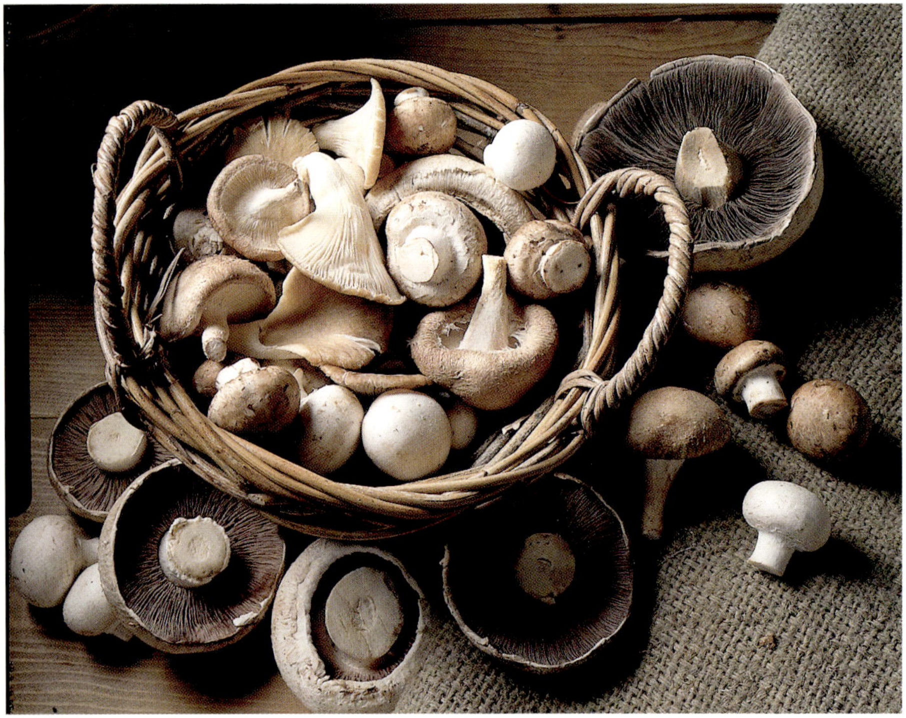

Die frisch geernteten Pilze sollten trocken und kühl gelagert werden.

WIE MAN RICHTIG PILZE PFLÜCKT

Meistens erscheinen die ersten Pilzfruchtkörper an den Impfstellen. Sie wachsen und erreichen die Pflückreife – je nach Witterung und Pilzart – unterschiedlich schnell. Beim Austernpilz dauert es z. B. bei feuchtwarmem Wetter nur wenige Tage, beim Glänzenden Lackporling hingegen mehrere Wochen. Auch der Maitake wächst relativ langsam. Es gibt keine Möglichkeit, wie Sie das Pilzwachstum in der Phase der Fruchtkörperbildung beschleunigen könnten.

Bei Austernpilz, Eichhase, Maitake, Schmetterlingsporling, Stockschwämmchen, Samtfußrübling und Südlichem Schüppling brechen die Fruchtkörper meistens in Trauben aus dem Holz heraus und stehen wie Dachziegel übereinander. In einer Traube können sie unterschiedlich groß und reif sein.

Für den Shii-take, den Glänzenden Lackporling, die Chinesische Morchel und das Silberohr ist die Bildung von Trauben nicht charakteristisch.

Die Reifeprüfung

Um die Früchte der bisherigen Arbeit einzubringen, müssen Sie entscheiden, welche Fruchtkörper reif zum Pflücken sind und welche Sie noch stehen lassen. Dabei ist die Größe der Pilzfruchtkörper kein Kriterium für die Pflückreife. Auch kleinere Exemplare können bereits pflückreif sein, während größere eventuell noch weiterwachsen. Achten Sie bei Austernpilz, Shii-take, Eichhasen, Maitake, Stockschwämmchen, Samtfußrübling und Südlichem Schüppling auf die Form der Hüte. Junge Pilze haben stets einen nach unten geneigten Hutrand und

sehen mehr oder weniger glockenförmig aus. Geht der Hutrand in die waagerechte Stellung, sind die Fruchtkörper voll ausgereift. Wenn sich der Hutrand schließlich nach oben wölbt, ist der Pilz bereits überreif (siehe auch obere Grafik auf *Seite 10*). Er wird allmählich matschig, die Hutoberfläche beginnt wässrig oder schleimig zu werden, und ein Prozess der Verwesung setzt ein.
Die Regel ist, dass Pilze dann vollreif sind und gepflückt werden müssen, wenn der Hutrand etwa waagerecht steht.
Die Beurteilung der Pflückreife vereinzelt stehender Fruchtkörper ist relativ einfach. Schwieriger wird es, wenn Sie eine ganze Traube vor sich haben. Fruchtkörper, die eine Traube bilden, müssen zusammen geerntet werden. Da sie an der Stielbasis miteinander verbunden sind, kann das Herauspflücken einzelner Fruchtkörper wegen der Unterbrechung des Nährstoffkreislaufes zum Absterben der übrigen Pilze führen.

Der optimale Zeitpunkt

Nun sind die Fruchtkörper in einer Traube meistens unterschiedlich reif. Deshalb kommen Sie nicht umhin, hinsichtlich des Pflücktermins einen Kompromiss zu machen. Pflücken Sie, wenn die meisten Pilze in der Traube reif sind. Leider müssen Sie dabei in Kauf nehmen, dass einige noch zu jung, andere womöglich schon leicht überreif sind.
Glänzende Lackporlinge sollten Sie pflücken, wenn ihr Hut mindestens 8 bis 10 cm breit ist. Der Stiel des Glänzenden Lackporlings erreicht dann 8 bis 20 cm Länge, wobei die Fruchtkörper meistens einzeln stehen. Die Fruchtkörper des Maitake sind dagegen eng miteinander verwachsen und überlagern einander. Sobald einzelne Hüte die gewünschte Form erreicht haben, wird die ganze Traube abgepflückt.
Die Pflückreife bei der Chinesischen Morchel und beim Silberohr wird nicht nach der Größe und Form der Fruchtkörper bestimmt. Bei ihnen sind vielmehr Frische und Festigkeit ausschlaggebend. Überreife Fruchtkörper sind wässrig, matschig, die des Silberohrs verlieren obendrein die schneeweiße Farbe und vergilben.

Die beste Erntemethode

Pflücken Sie durch Abbrechen oder Abschneiden der Fruchtkörper, einschließlich der Stiele, unmittelbar an der Oberfläche des Holzes. Die gepflückten Pilze legen Sie am besten in eine Holzkiste oder in einen Spankorb. Mehr als vier Lagen sollten Sie dabei nicht bilden, um zu vermeiden, dass die untersten zu sehr gedrückt werden. Später entfernen Sie, soweit erforderlich, die Stiele. Sie sollten Sie in der Regel 1 cm unterhalb des Hutes abschneiden.
Beim Glänzenden Lackporling, Eichhasen und Maitake sollten Sie nur die Stielenden abschneiden, um Verschmutzung wie Holzreste oder Moos zu entfernen. Da man diese Pilze kaum für Speisezwecke, sondern hauptsächlich für die Herstellung von Extrakten oder Trockengut benutzt, können Sie die Stiele und die Hüte gut verwerten. Die Stiele der Chinesischen Morchel und des Silberohr sind so kurz, dass sie überhaupt nicht ins Gewicht fallen.
Die gepflückten Pilze – mit Ausnahme des Glänzenden Lackporlings, der auch ohne Kühllagerung haltbar ist – sollten Sie unverzüglich kühl lagern und möglichst bald verwerten.

Immer wieder ernten

Die erste Pilzernte setzt – je nach Art – bereits wenige Monate oder erst nach einem Jahr ein, nachdem die Kultur im Garten etabliert wurde. Austernpilze kommen in der Regel sehr schnell. Beim Shii-take dagegen können mehr als 12 Monate vergehen, bis die Hölzer zum ersten Mal fruchten. Alle Hölzer verbleiben mehrere Jahre – auch im Winter – auf ihrem Platz im Garten und bringen, von der Jahreszeit abhängig, immer wieder Fruchtkörper hervor. Erst nachdem die Nährstoffreserven verzehrt und die Hölzer fühlbar morsch und verbraucht sind, geht das Pilzwachstum zu Ende. Dieser Zustand tritt – abhängig von Holzart, Standort der Pilzkultur im Garten und natürlich Pilzart – nach 2 bis 5 Jahren ein.
Es empfiehlt sich, die Pilzkulturen im Winter bei strengem Frost zu schützen und die Hölzer mit Stroh, Laub, Säcken, Pappe oder ähnlichem abzudecken.

Auch andere mögen Pilze

Abschließend noch ein Hinweis: Pilze im Garten werden oft von Schnecken heimgesucht. Sie können eine tragende Kultur über Nacht kahl fressen. Gegen Schnecken gibt es jedoch einige bewährte Bekämpfungsmöglichkeiten:

- Legen Sie kleine, morsche Bretter aus, unter denen sich die Schnecken gerne verstecken. Drehen Sie die Bretter öfters um und sammeln Sie die Schnecken ein.

- Graben Sie kleine Behälter bis zum Rand in die Erde ein und füllen Sie sie mit Bier. Bier lockt die Schnecken an, sie ertrinken darin.
- Sie können auch so genannte Molluskizide (Ködermittel, Schneckenkorn) verwenden, die um die Hölzer herum auf den Boden gestreut werden. Zweifellos ist diese Methode am wirksamsten.

AUSTERNPILZE AUF STROH ZIEHEN

Fast jedes Geschäft – vom Marktstand bis zum Supermarkt – hat heute Austernpilze im Angebot. Sie werden unter dem Gesichtspunkt höchstmöglicher Erträge gezüchtet, und so ist seit einiger Zeit eine große Vielfalt miteinander verwandter Arten, Varietäten und Kulturstämme entstanden. Es gibt den traditionellen *Pleurotus ostreatus*, daneben aber auch den *Pleurotus eryngii*, *Pleurotus cornucopiae*, *Pleurotus pulmonarius* und noch viele Arten mehr. Bei diesem Wirrwarr fällt es selbst Fachkundigen schwer, die verschiedenen biologischen Varianten auseinander zu halten, aber der Einfachheit halber werden sie alle Austernpilze genannt.

Ein breites Angebot

Nun kann man Austernpilze zwar kaufen, aber mehr Freude macht es, sie selber zu ziehen. Wenn Sie Brut kaufen wollen, ist es sinnvoll, nicht nach einer speziellen Art zu fragen, sondern nach gewünschten Eigenschaften. Verlangen Sie z. B. einen Kulturstamm mit stahlblauer Farbe, der bei niedrigen Temperaturen fruchtet, oder einen braunen Stamm oder einen, der im weiten Termperaturbereich wächst.
Am besten ist es jedoch, einen Winter-, Sommer- oder Intermediärstamm zu bestellen, da alle Kulturstämme, Arten und Varietäten einer dieser Gruppen angehören. Allerdings gibt es da eine Gesetzmäßigkeit, die Sie berücksichtigen sollten: Die Pilze im Winter sind dunkler und dickfleischiger, die im Sommer heller und zarter. Daher werden Sie vergeblich nach einem Kulturstamm fragen, der im Sommer dickfleischige, stahlblaue oder dunkelbraune Fruchtköper bildet, und ebenso sinnlos ist es, eine Brut zu verlangen, die in der kühlen Jahreszeit hellbraune, zarte Pilze hervorbringt.

Einen Vorteil bringt die Kommerzialisierung: Neben der Vervollkommnung der großtechnischen Produktionsmethoden wurde auch ein Einfachverfahren entwickelt, mit dessen Hilfe man ohne großen Aufwand im Klein- und Kleinstmaßstab erfolgreich Austernpilze kultivieren kann. In den nachfolgenden Ausführungen gehen wir nur auf die Methoden ein, die den Möglichkeiten eines Hobby-Pilzanbauers am besten entsprechen.

Wichtige Grundlage: das Stroh

Es ist ganz einfach: Nehmen Sie als Substrat ganze Strohballen. Die heute gebräuchlichen Hochdruckpressballen sind einfach handhabbar: Sie müssen sie weder aufschneiden noch das Stroh häckseln. Am besten eignet sich Weizen- und Roggen-

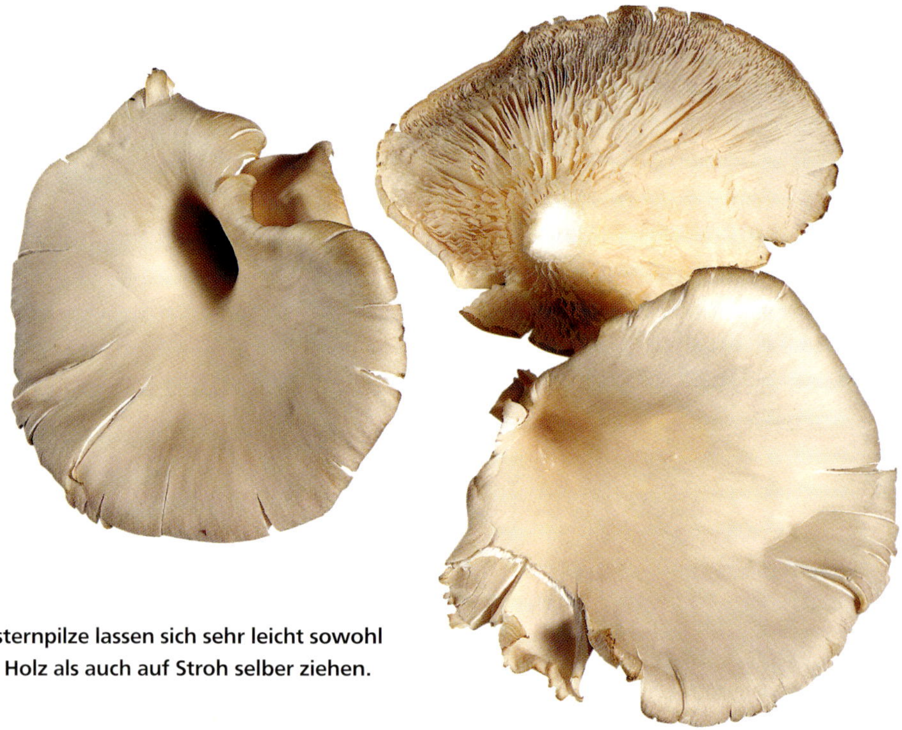

Austernpilze lassen sich sehr leicht sowohl auf Holz als auch auf Stroh selber ziehen.

stroh, Sie können aber auch Gerstenstroh nutzen. Haferstroh wäre ebenso gut, doch es ist seltener und dient wegen seines höheren Nährstoffgehaltes eher als Viehfutter. Prinzipiell können auch Maisstroh, Maiskolben, Reisstroh, Erbsenstroh, Schilf u. a. verwendet werden. Der Nachteil ist nur, dass diese Stroharten nicht in kleine handliche Ballen gepresst und daher schwieriger zu handhaben sind.
Wichtig ist, dass Sie nur gesundes Stroh verwendet. Gesundes Stroh hat eine goldgelbe Farbe, ist fest im Riss und riecht nicht moderig. Strohballen bekommen Sie von Landwirten, Genossenschaften oder Landhändlern.

Das Stroh vorbereiten

Nun muss der Strohballen einer so genannten anaeroben Fermentation unterzogen werden. Dies bedeutet eine Gärung unter Wasser bei weitgehendem Ausschluss von Sauerstoff. Dazu verwenden Sie einen entsprechend großen, wasserdichten Behälter, z. B. ein großes Speisfass oder eine hohe Regentonne. Falls Ihnen kein solcher Behälter zur Verfügung steht, können Sie aus Brettern einen Holzkasten bauen, den Sie mit einer stabilen Plastikfolie auslegen. Eine weitere Möglichkeit ist es, im Garten eine entsprechend große Grube auszuheben und sie mit Folie auszulegen. Dabei schichten Sie am besten die Erde um die Grube herum zu einer Böschung auf, die Grube kann dann entsprechend flacher sein. Eine Überdachung des Fermentationsbehälters gleich welcher Art ist nicht notwendig.
Worauf es ankommt: Sie müssen den Strohballen unbedingt vollkommen unter Wasser tauchen. Es ist völlig gleich, wie Sie das machen, wichtig ist nur, dass der Ballen ganz vom Wasser bedeckt wird. Dies ist allerdings selbst in einem ausreichend tiefen Behälter nur dann zu erreichen, wenn der Ballen beschwert (z. B. mit Steinplatten) wird. Denn der trockene Strohballen schwimmt im Wasser, und auch wenn er sich vollgesogen hat, würde zumindest seine Oberfläche – falls nicht beschwert – aus dem Wasser ragen. Die anaerobe Fermentation kann jedoch nur dann optimal verlaufen, wenn sie unter weitgehendem Ausschluss von Sauerstoff ausgeführt wird. Auf diese Weise können Sie freilich auch mehrere Ballen gleichzeitig fermentieren, das ist nur eine Frage der Behältergröße.
Es liegen bereits Erfahrungen mit Fermentationsbehältern vor, die bis zu 30 Strohballen fassen.

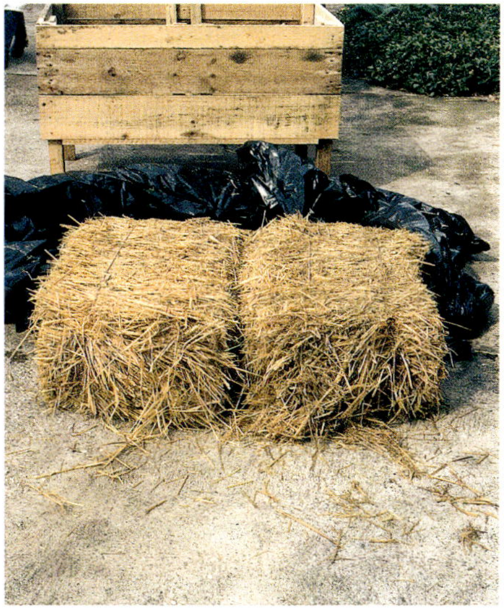

Vor der Beimpfung muss das Stroh in einem geeigneten Behälter, z. B. einer Holzkiste, die mit einer Plastikplane ausgelegt wird, fermentiert werden.

Fermentation kontrollieren

Es ist zweckmäßig, den trockenen Strohballen in den noch leeren Behälter zu legen und dort zu beschweren. Anschließend füllen Sie das Wasser ein, bis der Spiegel deutlich über dem Ballen liegt. Da das Stroh sich in der Folgezeit mit dem Wasser vollsaugen wird, sollten Sie am zweiten und dritten Tag unbedingt kontrollieren, ob der Wasserstand zu tief abgesunken ist. Gegebenenfalls füllen Sie Wasser in den Behälter nach.
Sie können den Fermentationsprozess mit vergleichsweise geringen Mengen Haushaltsessig unterstützen. Damit wird das Fermentationswasser leicht angesäuert und der Entwicklung der Mikroorganismen, die den eigentlichen Vorgang bewirken, Vorschub geleistet. Zugleich unterdrückt das saure Milieu die unerwünschten Konkurrenzorganismen, die später das Wachstum des Austernpilzes stören könnten. Verwenden Sie 1 Liter Haushaltsessig je 100 Liter Wasser.

Die richtige Temperatur

Die notwendige Dauer der Fermentation ist von der Temperatur abhängig. Vom Spätfrühling bis zum Spätsommer, wenn es im Durchschnitt wenigstens 20 °C warm ist, kann sie nach 14 Tagen beendet werden. In der kühlen Jahreszeit muss man drei Wochen lang fermentieren. Wenn die Wassertemperatur weniger als 10 °C beträgt – dies ist meist vom Spätherbst bis zum Frühjahr der Fall –, geht der Prozess nur sehr zögernd vonstatten. Sie sollten daher im Winter die Fermentation nur in temperierten Räumen durchführen.

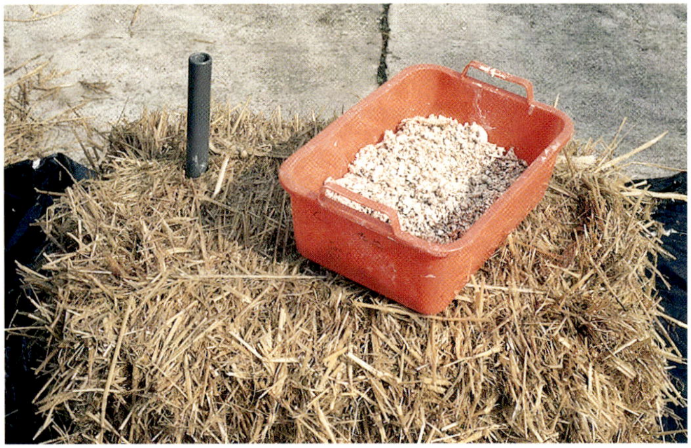

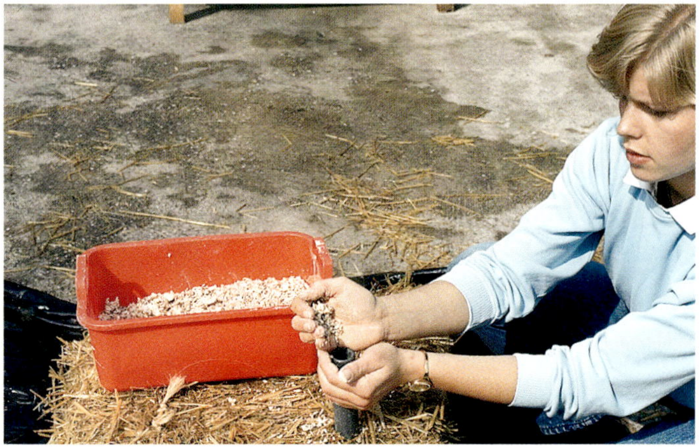

Die Beimpfung des Strohballens erfolgt mit Körnerbrut (links), die man auf geeignete Weise in das Innere des Ballens einbringen muss (rechts).

An der Gasentwicklung im Behälter und der Bläschenbildung auf der Wasseroberfläche sehen Sie, dass der Fermentationsprozess in Gang gekommen ist. Allmählich bildet sich auch ein Belag auf der Wasseroberfläche, der aus Staubpartikeln, Strohteilen und einer Großzahl von Bakterienkolonien besteht.
Das durchgegorene Stroh hat eine hellgelbe Farbe. Wenn Teile des Ballens dunkel sind, ist das ein Zeichen dafür, dass sie nicht unter Wasser waren. Schon während der Fermentation werden Sie einen sauren Geruch wahrnehmen, und das fertig fermentierte Stroh riecht zunächst intensiv sauer. Stören Sie sich nicht daran: Dies ist ein völlig normaler Zustand. Einige Zeit später verschwindet der Geruch und macht dem Duft des Austernpilzmyzels Platz, der an Anis erinnert.

Beimpfung des Strohs

Nach der Fermentation nehmen Sie den Ballen aus dem Wasser heraus oder kippen den Behälter um und gießen das Wasser weg. Dann sollten Sie den Ballen einen Tag lang auf einen sauberen Platz (auf eine Plastikplane, auf den Rasen oder eine Betonfläche) legen, damit das überschüssige Wasser ablaufen kann. Noch günstiger ist es, den Ballen auf zwei Kanthölzer, Ziegelsteine, auf ein Holzgitter oder eine Holzpalette zu legen, damit das Stroh abtropft.
Als nächstes erfolgt die Beimpfung des Ballens. Dafür eignet sich am besten Körnerbrut (siehe *Seite 73 f.*). Für die Beimpfung schlagen Sie mit einem geeigneten Gegenstand (Stock, Eisenstab, Pflanzstab) an beiden Längsseiten des Ballens, gleichmäßig verteilt, jeweils sechs bis acht Löcher (insgesamt 12 bis 16 Stück) und füllen diese mit Brut. Sehr gut eignet sich hierfür ein ca. 30 cm langes Plastikrohr (z. B. Wasserrohr mit 1 Zoll Durchmesser), das an einem Ende schräg abgeschnitten wurde. Schieben Sie das Rohr – mit dem spitzen Ende nach unten – etwa bis zur Mitte des Ballens, füllen Sie es mit Brut voll und ziehen Sie es vorsichtig wieder heraus. Die Brut bleibt im Stroh und bildet dort eine Impfsäule, die bis zur Mitte des Ballens reicht.

Wenn die Brut an der Innenwand des Rohres kleben sollte, kann es verstopfen. In solchen Fällen können Sie einen Holzstab in das Rohr einführen und damit die Brut festhalten, während Sie das Rohr vorsichtig herausziehen. Zum Schluss bestreuen Sie noch den Ballen mit einer Hand voll Brut. Die meisten Brutkörner haften gut zwischen den nassen Strohhalmen und ermöglichen eine rasche Besiedlung der Oberfläche. Bei dieser Impfmethode brauchen Sie etwa 1 Liter Brut, um einen Strohballen zu beimpfen. Als Impfmaterial wird Körnerbrut verwendet. Strohbrut, die gelegentlich angeboten wird, ist unsicher, da sie erfahrungsgemäß oft nur zögernd oder überhaupt nicht anwächst. Daher ist die Verwendung von Strohbrut für Austernpilzkulturen nicht empfehlenswert.

Die richtige Brut am richtigen Ort

Bei der Wahl der Brut sollten Sie in erster Linie die Jahreszeit berücksichtigen, in der Sie die Kultur anlegen möchten. Wenn es sich um eine Freilandanlage handelt, sind Winter-, Intermediär- und Sommertypen am besten. In geschlossenen Räumen sind Austernpilzkulturen weniger extremen Witterungseinflüssen ausgesetzt, in diesem Fall können Sie u. U. ganzjährig den gleichen Kulturstamm (z. B. Intermediär) verwenden. Allerdings eignen sich Gewächshäuser im Sommer meist überhaupt nicht für den Austernpilzanbau. Selbst Sommerausternpilze hören bei 28 bis 30 °C auf zu wachsen, und in einfachen Gewächs- und Folienhäusern werden diese Temperaturen im Sommer oft erheblich überschritten. Im Herbst dagegen sind solche Anlagen vorteilhaft. Mit dem Winterausternpilz bestückt, kann man sie – selbst ohne Heizung – bis Ende November, Anfang Dezember nutzen.

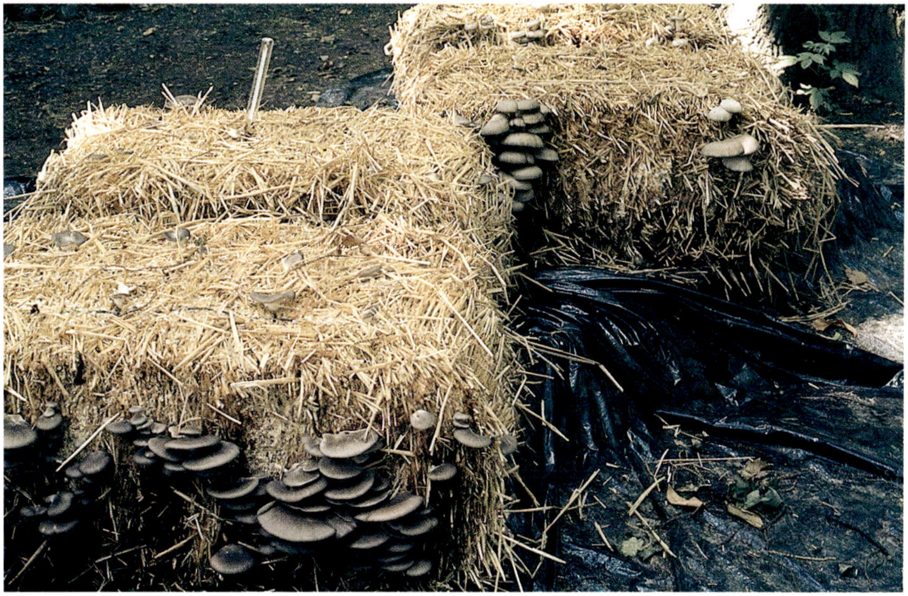

Beginn der Erntephase: Aus dem Strohballen sprießen die Pilze.

Die Anwachsphase

Decken Sie den beimpften Strohballen mit einer Plastikfolie zu und bringen Sie ihn an einen schattigen Platz im Garten oder in einen geeigneten Raum (Garage, Waschküche, Keller o. ä.). Dort bohren Sie, gleichmäßig auf dem Ballen verteilt, 20 bis 24 Löcher in die Folie und sorgen dafür, dass die Temperatur des Ballens im Inneren 30 °C nicht überschreitet. Der Durchmesser der Löcher sollte nicht mehr als 5 bis 6 mm sein, als Bohrwerkzeug eignen sich Nagel, Mistgabel, dicke Stricknadel u. ä.
Die Temperaturkontrolle führen Sie mit einem langstieligen Steckthermometer durch, das am besten während der ganzen Durchwachsphase im Ballen bleibt und durch eines der Löcher der Abdeckfolie eingeführt wird. Steigt die Temperatur über 30 °C, sollten Sie den Ballen lüften, da das Myzel sonst geschädigt werden könnte. Zum Lüften entfernen Sie die Abdeckung so lange, bis die Kerntemperatur des Substratballens erneut deutlich unter 30 °C absinkt. Mit zu hohen Temperaturen ist normalerweise nicht zu rechnen, es sei denn, dass die Umgebungstemperatur anhaltend 25 °C und mehr beträgt. Dies kann im Sommer in einem Gewächs- oder Folienhaus vorkommen, daher sollten Sie dort in der warmen Jahreszeit keine frisch beimpften Austernpilz-Substratballen lagern.

Bei Substrattemperaturen zwischen 14 und 18 °C dauert es 4 bis 5 Wochen, zwischen 20 und 25 °C 3 bis 4 Wochen, bis der Strohballen vollkommen vom weißen Myzel des Austernpilzes besiedelt sein wird. Auch die Oberfläche des Ballens wird – von den aufgestreuten Brutkörnern ausgehend – mit flauschigem Myzel bedeckt sein. Bei weniger als 12 bis 14 °C dauert die Durchwachsphase viel zu lange. Es ist daher nicht zu empfehlen, frisch beimpfte Austernpilz-Substratballen bei so niedriger Temperatur zu halten.

Ort der Pilzernte

Sobald der Substratballen vom Austernpilzmyzel ganz durchwachsen ist, können Sie ihn am Ort der Pilzernte aufstellen. Hierfür eignen sich Räume, in denen zumindest Dämmerlicht herrscht, oder die Sie künstlich belichten können, also Kellerräume, Waschküchen, Garagen oder Gewächshäuser. Wichtig ist, dass Sie die Substratballen bedenkenlos nass machen können und dass ein ausreichender Luftaustausch herrscht. Sie können das Strohsubstrat für die Erntephase auch im Garten platzieren. Die Wahl des Standortes erfolgt dann unter den gleichen Gesichtspunkten wie für eine Kulturanlage auf Holzscheiten (siehe *Seite 77*).
Wenn Sie das Substrat in einem dunklen Raum aufstellen, muss dieser während der Erntephase täglich 8 bis 10 Stunden künstlich belichtet werden. Hierfür verwenden Sie am besten Leuchtstoffröhren, wobei es nicht von Bedeutung ist , ob das Licht tagsüber oder nachts gegeben wird.
Ein weiterer wesentlicher Faktor für eine gute Pilzernte ist die Feuchtigkeit. Sowohl in Räumen als auch im Freiland ist häufiges Gießen erforderlich, damit die notwendige Feuchtigkeit im Substrat erhalten wird. Verwenden Sie hierzu eine Gießkanne mit feinporigem Brausekopf, da ein starker Wasserstrahl junge Fruchtkörper beschädigen könnte.

Überblick: Austernpilzanbau auf Strohsubstrat

Ablauf

- Ganzen Strohballen 14 bis 21 Tage lang unter Wasser vergären.
- Den Strohballen einen Tag lang abtropfen lassen und an 12 bis 16 Stellen beimpfen.
- Anwachsphase: wenig Pflege, aber ständige Kontrolle.
- Durchwachsenen Strohballen am Ort der Pilzernte aufstellen, aus mehreren Ballen gegebenenfalls Wände aufbauen.
- Fruchtkörperbildung: auf Belüftung, Befeuchtung und Belichtung achten.
- Ernte.

Material und Geräte

- Stroh sowie Behälter für die Fermentation
- Stock, Eisenstab, abgeschnittenes Plastikrohr für die Beimpfung
- Körnerbrut, etwa 1 Liter je Strohballen
- Plastikfolie, Thermometer
- Leuchtstoffröhren zur künstlichen Beleuchtung
- Regenschutzdach für Freilandkulturen
- Gießkanne zum Befeuchten während der Erntephase
- Körbe, Messer, Waage, Holzkisten für die Ernte
- Kühlschrank für die Lagerung

Es ist vorteilhaft, Freilandkulturen gegen Regen zu schützen. Dafür eignet sich ein einfaches Schrägdach aus Latten, Stroh- oder Schilfmatten, Plastikplane u. ä., das etwa 50 cm über den Ballen errichtet wird. So bleiben die Pilze sauberer und werden auch nicht matschig, wenn es mal mehrere Tage hintereinander geregnet hat.
Am Ort der Pilzernte entfernen Sie die Abdeckfolie vom Substratballen. Legen Sie ihn einfach auf den Boden. Mehrere Ballen können Sie im Freiland Kopf an Kopf hintereinander legen, in geschlossenen Räumen können Sie auch eine Wand aus den Substratballen errichten. In der Regel steht eine solche Substratwand stabil, sie muss erst nach mehreren Ernten seitlich gestützt werden, wenn die Strohballen ihre kantige Form verloren haben.

Feuchtigkeit, Licht und frische Luft

Wenn der Strohballen am Standort der Pilzernte steht (dieser kann übrigens durchaus mit dem Standort der Anwachsphase identisch sein), geben Sie ihm Feuchtigkeit, Licht und ausreichend Frischluft. Dass Pilze Feuchtigkeit brauchen, ist allgemein bekannt, doch warum Licht und Frischluft?
Im Gegensatz zum Champignon, braunen Egerling, Schopftintling und zu einer Reihe anderer Pilze braucht der Austernpilz Licht für die Fruchtkörperbildung. Die minimale notwendige Beleuchtungsstärke muss auf der Substratoberfläche etwa 70 Lux betragen. Bei schwächerem Licht oder völliger Dunkelheit treten statt Fruchtkörper nur korallenförmige Missbildungen auf, die kaum noch an Fruchtkörper erinnern und

bald wieder absterben. Ein geringer Lichtmangel wird durch lange Stiele und löffelförmige Hüte der Fruchtkörper angezeigt. Diese Erscheinungen treten jedoch auch dann auf, wenn die Substratoberfläche nicht genügend belüftet wird.
Das Myzel im Substrat bildet nämlich Kohlendioxid, das jedoch die Fruchtkörperbildung des Austernpilzes schon in einer Konzentration von 0,06 bis 0,08 % beeinträchtigt. (Die normale Kohlendioxid-Konzentration in der Luft beträgt etwa 0,03 %.) Daher muss dafür gesorgt werden, dass das Kohlendioxid, das den Substratballen wie eine Hülle umgibt, durch Luftbewegung abgeführt wird. Um den Luftaustausch anzuregen, genügt es in der Regel, wenn Sie in geschlossenen Räumen Fenster und Tür öffnen.

Für Austernpilzkulturen sollten Sie sich folgende Faustregel merken: Beträgt der Gewichtsanteil der Stiele an den Fruchtkörpern mehr als 30 %, liegt Luft- oder Lichtmangel vor. Gegebenenfalls mangelt es an beidem. All diese Probleme sind bei einer Freilandkultur unbekannt, da dort immer genügend Licht und Luftbewegung vorhanden sind.

Die Erntephase

Je nach Temperatur und Kulturstamm erscheinen zwei bis drei Wochen später die ersten kleinen Pilze, die in weiteren 10 bis 14 Tagen zu erntereifen Fruchtkörpern heranwachsen. Die Erntephase beträgt 10 bis 12 Wochen. Während dieser Zeit bilden sich wiederholt Fruchtkörper, und schließlich dürfen Sie mit einer Gesamtausbeute von 4 bis 5 kg Pilzen je Ballen rechnen.
Die Ernte und Reinigung der Pilze erfolgt am besten auf einer Holzunterlage. Brechen Sie die Büschel vorsichtig vom Substrat ab, damit keine großen Substratstücke aus dem Ballen herausgerissen werden. Dadurch würde nämlich das Myzel und der Ansatz der nächsten Erntewelle zerstört.
Und jetzt: Guten Appetit!

FERTIGKULTUREN VON PILZEN

Fertigkulturen bestehen aus einem von Pilzmyzel vollständig besiedelten Substrat. Hauptbestandteile des Substrates sind Sägemehl, Weizenkleie und Maismehl.
Bei dieser Methode müssen Sie deshalb nicht mehr impfen oder auf das Ende der Besiedlungsphase warten. Bereits kurz nach dem Erwerb können Sie die ersten Pilze pflücken.

Wo beziehen?

Pilz-Fertigkulturen können Sie bei den in den Bezugsquellen (siehe ab *Seite 90*) genannten Läden beziehen. Sie werden auch im Gärtnerfachhandel und von

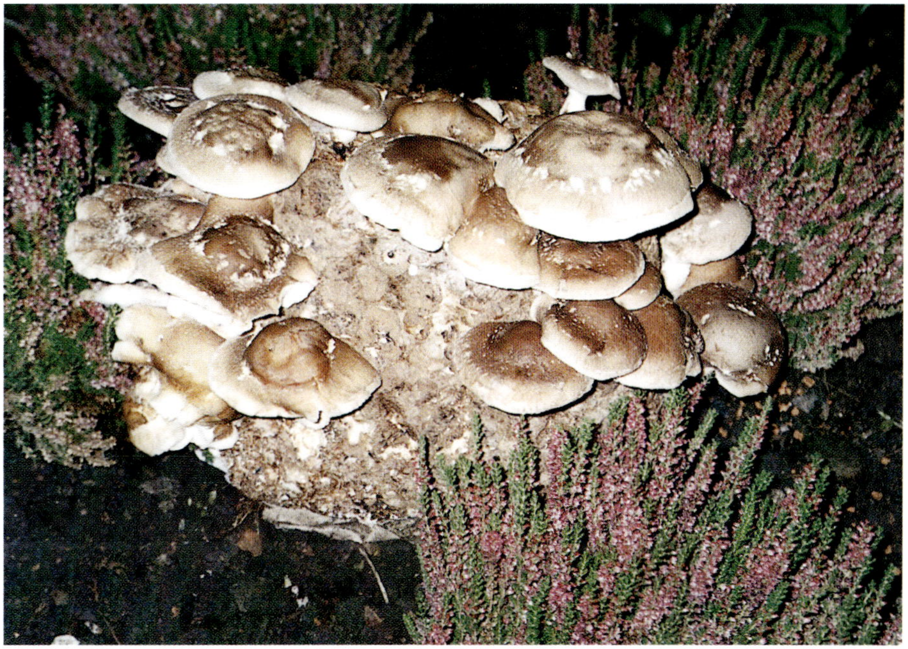

Bei Fertigkulturen wachsen Pilze schnell und bringen einen hohen Ertrag.

Versandfirmen angeboten. Am beliebtesten sind der Shii-take, der Glänzende Lackporling und die Chinesische Morchel. Gelegentlich finden Sie auch Austernpilze, Champignons, Igel-Stachelbart u. a. als Fertigkultur im Angebot. Das Substrat der Fertigkulturen wird unter erheblichem Aufwand hergestellt. Dafür wachsen die Pilze auf derartigen Substraten schneller und bringen auch mehr Ertrag.

Der Ertrag

Ein Gesamtpilzertrag von 20 bis 25 %, bezogen auf das anfängliche Gewicht des Substrates, also Holz oder Stroh, gilt als zufriedenstellend. So bringt z. B. eine Shii-take-Fertigkultur von 2,5 kg Gewicht rund 500 bis 600 g Pilze. Diese Relation gilt auch für alle anderen Pilzarten.
Freilich dürfen Sie kein Wunder von den Fertigkulturen erwarten. Ihr großer Vorteil ist darin zu sehen, dass sie schnell und ohne viel Pflegeaufwand fruchten und dadurch selbst den ungeduldigen Pilzliebhaber zufrieden stellen.

Die Qualität prüfen

Auch die Qualität von Fertigkulturen können Sie – wenn auch nur in begrenztem Maß – überprüfen. Sie können zunächst sehen, ob das Substrat gleichmäßig vom weißen Myzel durchwachsen ist. Wenn Sie die Verpackung öffnen, sollte der Inhalt angenehm pilzig duften, nicht muffig oder modrig. In letzterem Fall ist das Substrat nicht in Ordnung. Falls der unangenehme Geruch auch noch von grün, grau, schwarz oder rosa gefärbtem Myzel begleitet wird, ist die Kultur verdorben und sollte unverzüglich reklamiert werden.

Den Standort wählen

Fertigkulturen sind in der Regel in Kunststoffbeuteln verpackt. Sie müssen also zuerst geeignete Voraussetzungen für eine Fruchtkörperbildung schaffen: Öffnen Sie den Folienbeutel und entfernen Sie ihn ganz oder teilweise. Vorher jedoch müssen Sie sich darüber im Klaren sein, wo Sie die Pilzkultur während der Ernteperiode aufbewahren wollen.
Am Standort sollten keine großen Temperaturschwankungen auftreten. Die optimale Temperatur für die Fruchtkörperbildung der Pilze liegt zwischen 17 und 20 °C. Ist die Umgebung kälter, findet keine oder nur eine verzögerte Fruchtkörperbildung statt. Ist es wärmer, wird die Fruchtkörperbildung ebenfalls gehemmt. Außerdem muss die Möglichkeit gegeben sein, dass Sie das Substrat der Pilzkultur feucht halten können. Im Kunststoffbeutel ist es zwar zunächst vor Austrocknung geschützt, aber sobald der Beutel offen ist, beginnt die Feuchtigkeit zu verdunsten.
Schließlich ist es vorteilhaft, die Fertigkultur auf einem Platz aufzustellen, wo es wenigstens diffuses Licht gibt. Es versteht sich von selbst, dass Pilze vor direkter Sonneneinstrahlung geschützt werden müssen.

Pflege der Fertigkultur

Öffnen Sie den Substratbeutel oben und stülpen Sie die Folie so weit herunter, dass etwa drei Viertel bis vier Fünftel des Substrats frei liegen. Der Substratbeutel vom Silberohr wird nicht geöffnet, sondern lediglich an vier bis fünf Stellen mit einem 2 cm langen Kreuzschnitt versehen. Durch diese Öffnungen treten später die Fruchtkörper heraus.
Danach müssen Sie stets für genügend Feuchtigkeit sorgen. Am besten besprühen Sie die geöffneten Fertigkulturen täglich mit einer sehr feinporigen Brause.
Je nach Pilzart beginnt ein bis drei Wochen später die Fruchtkörperbildung. Auch während die Pilze heranwachsen, sollten Sie täglich Wasser geben, aber sehr vorsichtig, damit die Fruchtkörper nicht glitschig werden.
Die geeignete Pflückzeit können Sie auch bei Fertigkulturen anhand des Reifezustandes der Fruchtkörper bestimmen. Bei der Chinesischen Morchel und beim Silberohr nehmen Sie auch in den Fertigkulturen Konsistenz und Frische als Maßstab für die Pflückreife.

Und jetzt viel Spaß!

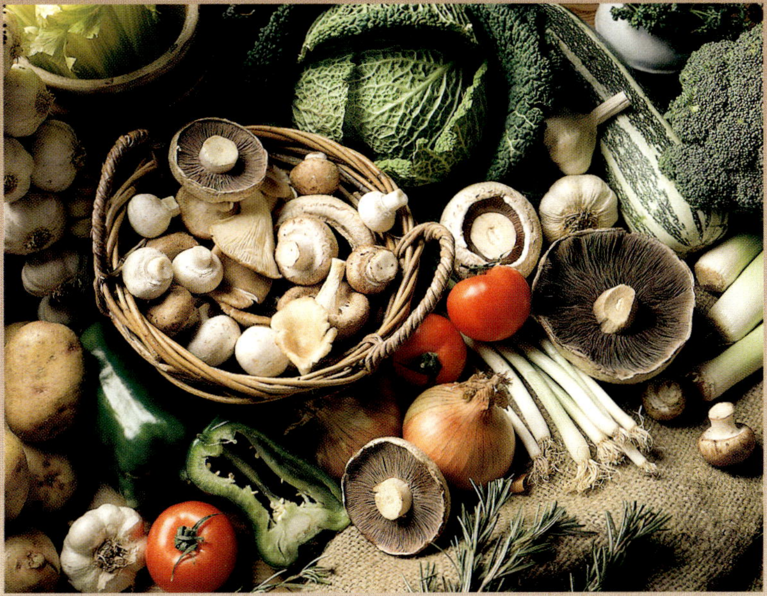

Ganz gleich, ob Sie sich für eine eigene Pilzkultur entscheiden oder lieber zur einfacheren Fertigkultur greifen – es macht auf jeden Fall viel Freude, zu beobachten, wie die Pilze aus dem Substrat sprießen und täglich ein Stück wachsen. Manche Menschen halten Fertigkulturen des Shii-take sogar in der Wohnung, im Wintergarten oder auf der Fensterbank, damit sie die Objekte ihrer Pflege jederzeit im Auge haben. Und wenn Sie in manchen Fällen bereits nach wenigen Tagen ernten können und eine gesunde, leckere Mahlzeit verzehren, dann hat sich jede Mühe mit Ihren eigenen Pilzen gelohnt.

Register

BIOSHOP, 53840 Troisdorf, Kölner Str. 36a, Tel. 02241-978091, Fax 02203-593065.

*COLIMEX-ZENTRALE, 50996 Köln, Ringstr. 46, Tel. 0221-352072, Fax 0221-352071; Auslieferungsläden: 32312 Lübbecke, Lange Str. 1, Stern-Apotheke, Tel. 05741-7707, Fax 05741-310887; 33102 Paderborn, Bahnhofstr. 18, St.-Christophorus-Drogerie, Tel. 05251-105213, Fax 05251-105252; 38300 Wolfenbüttel, Lange Herzogstr. 13, Tel. 05331-298370, Fax 05331-298570; 42105 Wuppertal, Karlsplatz 3, In der Rathausgalerie, Tel./Fax 0202-443988; 42853 Remscheid, Alleestr. 74, Allee-Center, Tel./Fax 02191-927963; 50171 Kerpen, Philipp-Schneider-Str. 2-6, Kaufhalle-Center, Tel./Fax 02237-922352; 50226 Frechen, Hauptstr. 99-103, Marktpassage, Tel./Fax 02234-274770; 50354 Hürth, Theresienhöhe, EKZ-Hürth/Arkaden, Tel./Fax 02233-708538; 50667 Köln, Schildergasse, in „Emotions", Tel./Fax 0221-2580862; 50858 Köln-Weiden, Aachener Str. 1253, Rhein Center Köln-Weiden , Tel./Fax 02234-709266; 51373 Leverkusen, Friedrich-Ebert-Platz 9; 51465 Bergisch Gladbach, Richard-Zanders-Str., Kaufhalle, Tel./Fax 02202-43103; 51643 Gummersbach, Wilhelmstr. 7, Vollkorn Naturwarenhandel, Tel. 02261-64784; 52062 Aachen, „Lust for Life", Komphausbadstr. 10, Tel./Fax 0241-4013033; 53111 Bonn, Brüdergasse 4, Tel./Fax 0228-659698; 53721 Siegburg, Am Brauhof 4, Tel./Fax 02241-591160; 53797 Lohmar, Breidtersteegsmühle, Broich & Weber, Tel. 02246-4245, Fax 02246-16418; 56068 Koblenz, Hohenfelder Str. 22, Löhr-Center-Koblenz, Tel./Fax 0261-1004890; 57462 Olpe, Bruchstr. 13, Valentin-Apotheke, Tel./Fax 02761-5190; 63739 Aschaffenburg, Steingasse 37, Colimex/Cleopatra, Tel. 06021-26464; 94032 Passau, Am Schanzl 10, Turm-Apotheke, Tel. 0851-33377, Fax 0851-32109; 95444 Bayreuth, Luitpoldplatz 3, Ars Vivendi – Lebenskunst in der Schloßgalerie, Tel. 0921-5169302, Fax 0921-5169303.

*DUFT & SCHÖNHEIT, 80331 München, Sendlinger Str. 46, Tel. 089-2608259.

EINHORN Drogerie, Irmgard Huber, Theresienplatz 20, 94315 Straubing

*JANSON, Dr. Klaus Schop, 76133 Karlsruhe, Kaiserpassage 16, Tel. 0721-26410, Fax 0721-27780.

LA VITA, 84028 Landshut, Grasgasse 318, Tel./Fax 0871-24424.

MARGOTS BIOECKE, 51143 Köln-Porz, Josefstr./Ladenzeile Busbahnhof, Tel. 02203-55242, Fax 02203-593065.

*NATURWARENLADEN Löschner, 97447 Gerolzhofen, Weiße-Turm-Str. 1, Tel. 09382-4115, Fax 09382-5692, e-mail: naturwarenladen@t-online.de

*PURA NATURA, 90402 Nürnberg, Johannesgasse 55, Tel. 0911-209522, Fax 0911-2447507.

*SPINNRAD GMBH/ZENTRALE, 45899 Gelsenkirchen, Am Bugapark 3, Tel. 0209-17000-0, Tx. 824726 natur d, Fax 0209-17000-40; Auslieferungsläden: 01239 Dresden-Nickern, Dohnaer Str. 246, Tel. 0351-2882089; 04104 Leipzig-City, Willy-Brandt-Platz 5, Tel. 0341-9612205; 04209 Leipzig, Ludwigsburger Str. 9, Tel. 0341-4200024; 04329 Leipzig-Paunsdorf, Paunsdorfer Allee 1, Tel. 0341-2518906; 06254 Günthersdorf bei Leipzig, Saale-Park, Tel. 03463-820803; 07545 Gera, Gera-Arcaden, Heinrichstr. 30, Tel. 0365-8001125; 07743 Jena, Goethe-Galerie, Goethestr.3b, Tel. 03641-890906; 08523 Plauen, EKZ Die Kolonnaden, Bahnhofstr. 11, Tel. 03741-201784; 09111 Chemnitz, Neumarkt 2, Tel. 0371-6661820; 09125 Chemnitz – Alt Chemnitz, Annaberger Str. 315, Tel. 0371-514226; 10247 Berlin-Friedrichshain, Frankfurter Allee 53, Tel. 030-4276161; 10439 Berlin-Prenzlauer Berg, Arcaden, Schönhauser Allee 79, Tel. 030-44652393; 10719 Berlin-Wilmersdorf, Uhlandstr. 43-44, Tel. 030-8814848; 10789 Berlin-Charlottenburg, Europacenter, Breitscheidplatz, Tel. 030-2616106; 12043 Berlin, Karl Marx Str. 66. Tel. 030-62989529; 12163 Berlin-Steglitz, Forum Steglitz, Schloßstr. 1, Tel. 030-7911080; 12351 Berlin-Gropiusstadt, Gropius Passage, Johannisthaler Chaussee 295, Tel. 030-6030462; 12555 Berlin-Köpenick, Forum Köpenick, Bahnhofstr. 33-38, Tel. 030-6520008; 12619 Berlin-Hellersdorf, Spree-Center, Hellersdorfer Str. 79-81, Tel. 030-5612081; 13055 Berlin-Hohenschönhausen, Allee-Center, Landsberger Allee 277, Tel. 030-97609436; 13357 Berlin-Wedding, Gesundbrunnen-Center, Badstr. 5, Tel. 030-49308939; 13507 Berlin-Tegel, EKZ, Am Borsigturm 11, Tel. 030-43402270; 15745 Wildau, Center an der A 10, Abfahrt Königs Wusterhausen, Nähe Mega Markt, Tel. 0337-5504696; 16303 Schwedt, Oder-Center, Landgrabenpark 1, Tel. 03332-421942; 17033 Neubrandenburg, Marktplatz-Center, Marktplatz 2, Tel. 0395-5823511; 18055 Rostock, Rostocker Hof, Kröpeliner Str., Tel. 0381-4923281; 19053 Schwerin, Schloßpark-Center, Am Marienplatz 5-6, Tel. 0385-5812255; 20146 Hamburg-Rotherbaum, Grindelallee 116, Tel. 040-4106096; 21073 Hamburg-Harburg, Lüneburger Str. 19, Tel. 040-76753177; 21335 Lüneburg, Grapengießerstr. 25, Tel. 04131-406427; 22083 Hamburg-Barmbek, EKZ, Hamburger Str. 37, Tel. 040-22738862; 22111 Hamburg-Billstedt, Billstedt-Center, Billstedter Platz 39, Tel. 040-73679808; 22143 Hamburg-Rahlstedt, Rahlstedt-Center, Schweriner Str. 8-12, Tel. 040-6779044; 22765 Hamburg-Ottensen, Mercado-Center, Ottenser Hauptstr. 8, Tel. 040-392310; 22850 Norderstedt-Garstedt, Herold-Center, Berliner Allee 38-44, Tel. 040-52883730; 22869 Schenefeld, Stadtcenter, Kiebitzweg 2/Industriestr.,

Tel. 040-83099081; 23552 Lübeck, Mühlenstr. 11, Tel. 0451-7063307; 24103 Kiel, Ahlmann Haus, Holstenstr. 34, Tel. 0431-978728; 24534 Neumünster, Marktpassage, Großflecken 51-53, Tel. 04321-41633; 24937 Flensburg, Große Str. 3, Tel. 0461-13761; 25524 Itzehoe, Holstein-Center, Feldschmiedekamp 6, Tel. 04821-65106; 26122 Oldenburg, Achternstr. 22, Tel. 0441-25493; 26382 Wilhelmshaven, Nordseepassage, Bahnhofsplatz 1, Tel. 04421-455308; 26506 Norden, Neuer Weg 38, Tel. 04931-992859; 26603 Aurich, Carolinenhof, Fischteichweg 15-19, Tel. 04941-964327; 26789 Leer, Ems-Park, Nüttermoorer Str. 2, Tel. 0491-9921127; 27568 Bremerhaven, Bürgermeister-Smid-Str. 53, Tel. 0471-44203; 27749 Delmenhorst, Lange Str. 96, Tel. 04221-129331; 28195 Bremen-City, Obernstr. 67, Tel. 0421-1691932; 28203 Bremen-Steintor, Ostertorsteinweg 42/43, Tel. 0421-3399043; 28259 Bremen-Huchting, Roland-Center, Alter Dorfweg 30-50, Tel. 0421-5798506; 30159 Hannover-City, Georgstr. 7, Tel. 0511-7000815; 30823 Garbsen-Mitte, EKZ Mitte, Berenbosteler Str., Tel. 05131-476253; 30853 Langenhagen, City-Center, Marktplatz 5, Tel. 0511-7242488; 30880 Laatzen, Leine EKZ, Marktplatz 11, Tel. 0511-8236700; 31134 Hildesheim, Angoulemeplatz 2, Tel. 05121-57311; 31785 Hameln, Bäckerstr. 40, Tel. 05151-958606; 32052 Herford, Lübbestr. 12-20, Tel. 05221-529654; 32052 Herford, Gehrenberg 21, 32423 Minden, Bäckerstr. 72, Tel. 0571-87580; 32756 Detmold, Lange Str. 36, Tel. 05231-37695; 33098 Paderborn, EKZ, Königsplatz 12, Tel. 05251-281759; 33330 Gütersloh, Münsterstr. 6, Tel. 05241-237071; 33602 Bielefeld, Marktpassage, Tel. 0521-66152; 34117 Kassel, Untere Königstr. 52, Tel. 0561-14339; 35037 Marburg, Wettergasse 12; 35390 Gießen, Kaplansgasse 2-4, Tel. 0641-792393; 35576 Wetzlar, Langgasse 39, Tel. 06441-46952; 36037 Fulda, City Haus, Laden 6, Bahnhofstr. 4, Tel. 0661-240638; 37073 Göttingen, Groner Str. 57/58, Tel. 0551-44700; 38100 Braunschweig-City, Sack 2, Tel. 0531-42032; 38226 Salzgitter-Lebensstedt, Fischzug 12, Tel. 05341-178729; 38440 Wolfsburg, Südkopfcenter, Tel. 05361-15004; 38640 Goslar, Kaiserpassage, Breite Str., Tel. 05321-43963; 39104 Magdeburg-City, City-Carré, Kantstr. 5a, Tel. 0391-5666740; 39326 Hermsdorf, EKZ Elbe-Park an der A 2, Ausfahrt Irxleben, Tel. 039206-52207; 40212 Düsseldorf-City, Schadowstr. 80, Tel. 0211-357105; 40218 Düsseldorf-Friedrichstadt, Friedrichstr. 12, Tel. 0211-3859444; 40477 Düsseldorf-Derendorf, Nordstr. 79, Tel. 0211-4984725; 40597 Düsseldorf-Benrath, Hauptstr. 9, Tel. 0211-7180811; 40721 Hilden, Bismarckpassage, Tel. 02103-581937; 40878 Ratingen, Oberstr. 29, Tel. 02102-993801; 41061 Mönchengladbach-City, Hindenburgstr. 173, Tel. 02161-22728; 41236 Mönchengladbach-Rheydt, Galerie am Marienplatz, Tel. 02166-619739; 41460 Neuss, Zollstr. 1-7, Tel. 02131-276708; 41539 Dormagen, Rathausgalerie, Kölner Str. 98, Tel. 02133-49045; 41747 Viersen, Hauptstr. 85, Tel. 02162-350549; 42103 Wuppertal-Elberfeld, Herzogstr. 28, Tel. 0202-441281; 42275 Wuppertal-Barmen, Alter Markt 7, Tel. 0202-551753; 42551 Velbert, Friedrichstr. 168, Tel. 02051-52727; 42651 Solingen, Hauptstr. 28, Tel. 0212-204041; 42853 Remscheid, Alleestr. 30, Tel. 02191-420867; 44135 Dortmund-City, Bissenkamp 12-16, Tel. 0231-578936; 44532 Lünen, Lange Str. 32, Tel. 02306-258186; 44575 Castrop-Rauxel, EKZ Widumer Platz, Lönsstr., Tel. 02305-27215; 44623 Herne, Bahnhofstr. 45, Tel. 02323-53021; 44787 Bochum-City, Kortumstr. 33, Tel. 0234-66123; 44791 Bochum-Harpen, Ruhrpark Shoppingcenter, Tel. 0234-238516; 44801 Bochum-Querenburg, Uni-Center, Querenburger Höhe 111, Tel. 0234-708679; 45127 Essen-City, City-Center, Porscheplatz 21, Tel. 0201-221295; 45127 Essen-City, Willy-Brandt-Platz 15, Tel. 0201-1769609; 45276 Essen-Steele, Bochumer Str. 16, Tel. 0201-512104; 45329 Essen-Altenessen, EKZ, Altenessener Str. 411, Tel. 0201-333617; 45468 Mülheim-City, Forum City, Hans-Böckler-Platz 10, Tel. 0208-34907; 45472 Mülheim-Heißen, Rhein-Ruhr-Zentrum, Tel. 0208-498192; 45525 Hattingen, Obermarkt 1, Tel. 02324-55691; 45657 Recklinghausen, Kunibertistr. 13, Tel. 02361-24194; 45699 Herten, Ewaldstr. 3-5, Tel. 02366-938616; 45721 Haltern, Merschstr. 6, Tel. 02364-929351; 45768 Marl-Mitte, EKZ Marler Stern, Obere Ladenstr. 68, Tel. 02365-56429; 45879 Gelsenkirchen-City, im WEKA Kaufhaus, Bahnhofstr. 55-65, Tel. 0209-208963; 45894 Gelsenkirchen-Buer, Horster Str. 4, Tel. 0209-398889; 45899 Gelsenkirchen-Horst, in der Spinnrad Zentrale, Am Bugapark 3, Tel. 0209-17000680; 45964 Gladbeck, Hochstr. 29-31, Tel. 02043-21293; 46047 Oberhausen-Neue Mitte, Centroallee 150, Tel. 0208-21970; 46049 Oberhausen-Stadtmitte, Bero-Center 110, Tel. 0208-27065; 46236 Bottrop, Kirchplatz 4, Tel. 02041-684484; 46282 Dorsten, Recklinghäuser Str. 4, Tel. 02362-45748; 46395 Bocholt, Berliner Platz 2, Tel. 02871-187790; 46397 Bocholt, Osterstr. 51, Tel. 02871-186024; 46483 Wesel, Hohe Str. 26, Tel. 0281-34794; 46535 Dinslaken, Neustr. 31-33, Tel. 02064-72328; 47051 Duisburg-City, Königstr. 42, Tel. 0203-284497; 47441 Moers, Steinstr. 31, Tel. 02841-23771; 47798 Krefeld-City, Neumarkt 2, Tel. 02151-22547; 47798 Krefeld-City, Hansa Zentrum 42/43, Tel. 02151-395635; 48143 Münster, Ludgeristr. 114, Tel. 0251-42352; 48231 Warendorf, Ostwall 41, Tel. 02581-787789; 48282 Emsdetten, EKZ Villa Nova, Bahnhofstr. 2-8, Tel. 02572-88447; 48431 Rheine, Münsterstr. 6, Tel. 05971-13548; 48653 Coesfeld, Schüppenstr. 12, Tel. 02541-82747; 49074 Osnabrück, Neue Passage, Große Str. 84-85, Tel. 0541-201373; 50672 Köln-City, Olivandenhof, Richmodstr. 10, Tel. 0221-2579488; 50678 Köln-Südstadt, Severinstr. 53, Tel. 0221-3100018; 50765 Köln-Chorweiler, City-Center Chorweiler, Tel. 0221-7088940; 50823 Köln-Ehrenfeld, Venloer Str. 336, Tel. 0221-5103342; 51065 Köln-Mülheim, Galerie, Wiener Platz 1, Tel. 0221-6202754; 51373 Leverkusen, Hauptstr. 73, Tel. 0214-403131; 52062 Aachen-City, Rethelstr. 3, Tel. 0241-25254; 52062 Aachen-City, Adalbertstr. 110, Tel. 0241-20453; 52222 Stolberg, Rathausgalerie, Steinweg 83-89, Tel. 02402-21245;

52249 Eschweiler, Grabenstr. 66, Tel. 02403-15286; 52349 Düren, Josef-Schregel-Str. 48, Tel. 02421-10082; 53111 Bonn-City, Poststr. 4, Tel. 0228-636667; 53177 Bonn-Bad Godesberg, Theaterplatz 2, Tel. 0228-351075; 53757 St. Augustin-Ort, EKZ Huma, Rathausallee 16, Tel. 02241-27040; 53879 Euskirchen, Kino-Center Galleria, Berliner Str., Tel. 02251-782191; 54290 Trier, Fleischstr. 11, Tel. 0651-48237; 55116 Mainz-City, Lotharstr. 9, Tel. 06131-238373; 55116 Mainz-Altstadt, Kirschgarten 4, Tel. 06131-228141; 56068 Koblenz, Löhrstr. 16-20, Tel. 0261-14925; 56564 Neuwied, Langendorfer Str. 111, Tel. 02631-357661; 57072 Siegen, City-Galerie, Am Bahnhof 40, Tel. 0271-2383124; 58096 Hagen, Elberfelder Str. 37, Tel. 02331-17438; 58239 Schwerte, Hüsingstr. 22-24, Tel. 02304-990293; 58452 Witten, Bahnhofstr. 38, Tel. 02302-275122; 58511 Lüdenscheid, EKZ Stern-Center, Tel. 02351-22907; 58636 Iserlohn, Alter Rathausplatz 7, Tel. 02371-23296; 58706 Menden, Querstr. 2, Tel. 02373-170359; 59065 Hamm, Bahnhofstr. 1c, Tel. 02381-20245; 59174 Kamen, Weststr. 16, Tel. 02307-235387; 59227 Ahlen, Oststr. 44, Tel. 02382-806677; 59555 Lippstadt, Lippe-Galerie, Tel. 02941-58332; 60311 Frankfurt-City, Kaiserstr. 11, Tel. 069-291481; 60388 Frankfurt-Bergen-Enkheim, Hessen-Center, Borsigallee 26, Tel. 06109-369596; 60439 Frankfurt-Nordweststadt, Nord-West-Zentrum, Tituscorsostr. 2b, Tel. 069-584800; 63065 Offenbach, Herrenstr. 37, Tel. 069-825648; 63739 Aschaffenburg, City-Galerie, Goldbacher Str. 2, Tel. 06021-12662; 64283 Darmstadt, Wilhelminenstr. 2, Tel. 06151-294525; 65183 Wiesbaden, Langgasse 12, Tel. 0611-9010694; 65549 Limburg, Bahnhofstr. 4, Tel. 06431-25766; 66111 Saarbrücken, Bahnhofstr. 20-30, Tel. 0681-3908994; 66424 Homburg/Saar, Saarpfalz-Center, Talstr. 38a, Tel. 06841-5351; 66538 Neunkirchen, Saarpark-Center, Stummstr. 2, Tel. 06821-177662; 67059 Ludwigshafen, Bismarckstr. 106, Tel. 0621-526664; 67061 Ludwigshafen, EKZ Walzmühle, Yorckstr. 2, Tel. 06215-5669606; 67547 Worms, Obermarkt 12, Tel. 06241-88462; 67655 Kaiserslautern, Pirmasenser Str. 8, Tel. 0631-696114; 68159 Mannheim, U 1, 2, Tel. 0621-1560425; 69115 Heidelberg, Das Carré, Rohrbacher Str. 6-8d, Tel. 06221-166825; 69117 Heidelberg, Hauptstr. 62, Tel. 06221-616166; 70173 Stuttgart-City, Lautenschlagerstr. 3, Tel. 0711-291469; 70372 Stuttgart-Bad Cannstatt, Bahnhofstr. 1-5, Tel. 0711-562113; 71063 Sindelfingen, Mercedesstr. 12, Tel. 07031-411388; 71084 Böblingen, Kaufzentrum Sindelfinger Allee, Tel. 07031-233664; 71638 Ludwigsburg, Marstall-Center, Tel. 07141-902879; 72070 Tübingen, Kirchgasse 2, Tel. 07071-52571; 72764 Reutlingen, Metzgerstr. 4, Tel. 07121-320415; 73230 Kirchheim unter Teck, Teck-Center, Stuttgarter Str. 2, Tel. 07021-734270; 73430 Aalen, Marktplatz 20, Tel. 07361-66543; 73728 Esslingen-City, Roßmarkt 1, Tel. 0711-350199; 73733 Esslingen-Weil, Neckar-Center, Weilstr. 227, Tel. 0711-386905; 74072 Heilbronn, Sülmerstr. 34, Tel. 07131-962138; 75172 Pforzheim, Bahnhofstr. 10, Tel. 07231-353071; 76133 Karlsruhe, Kaiserstr. 170, Tel. 0721-24845; 76829 Landau, Rathausplatz 10, Tel. 06341-85818; 77652 Offenburg, Steinstr. 28, Tel. 0781-1665; 78050 Villingen-Schwenningen, Niedere Str. 37, Tel. 07721-32575; 78224 Singen, Scheffelstr. 9, Tel. 07731-68642; 78462 Konstanz, Hussenstr. 24, Tel. 07531-15329; 78532 Tuttlingen, Hecht-Carré, Königstr. 2, Tel. 07461-76961; 79098 Freiburg, Rathausgasse 17, Tel. 0761-381213; 80331 München-City, Asamhof, Sendlinger Str. 28, Tel. 089-264159; 80797 München-Nordbad, Schleißheimer Str. 100, Tel. 089-1238685; 83022 Rosenheim, Stadtcenter, Kufsteiner Str. 7, Tel. 08031-33536; 83278 Traunstein, Maxstr. 33, Tel. 0861-69506; 83395 Freilassing, Hauptstr. 29, Tel. 08654-478777; 85057 Ingolstadt-West, West-Park, Tel. 0841-87822; 86150 Augsburg, Viktoriapassage, Tel. 0821-155482; 87435 Kempten, Fischersteige 4, Tel. 0831-24503; 87700 Memmigen, Kreuzstr. 3, Tel. 08331-925764; 88212 Ravensburg, Eisenbahnstr. 8, Tel. 0751-14489; 89077 Ulm-Weststadt, Blautal-Center, Blaubeurer Str. 95, Tel. 0731-9314111; 89231 Neu Ulm, Mutschler-Center, Borsigstr. 15, Tel. 0731-723023; 90402 Nürnberg-City, Pfannenschmidsgasse 1, Tel. 0911-2448834; 90473, Nürnberg-Langwasser, Franken-Center, Glogauer Str. 30-38, Tel. 0911-8000152; 90762 Fürth, City-Center, Alexanderstr. 11, Tel. 0911-773663; 91054 Erlangen, Hauptstr. 46, Tel. 09131-201043; 91126 Schwabach, Königstr. 2, Tel. 09122-16849; 93047 Regensburg, Maximilianstr. 14, Tel. 0941-51150; 94469 Deggendorf, Degg´s Einkaufspassage, Hans-Krämer-Str. 31, Tel. 0991-3790052; 95028 Hof, Ludwigstr. 47, Tel. 09281-3641; 95326 Kulmbach, Fritz Einkaufsgalerie, Fritz-Hornschuh-Str. 9, Tel. 09221-947870; 96052 Bamberg, EKZ Atrium, Ludwigstr. 2, Tel. 0951-202588; 96450 Coburg, Steinweg 24, Tel. 09561-99414; 97070 Würzburg, Kaiserstr. 16, Tel. 0931-15608; 97421 Schweinfurt, Markt 19; 98527 Suhl, Lauterbogen-Center, Friedrich-König-Str. 21, Tel. 03681-708536; 99085 Erfurt-Nord, Thüringen-Park an der B 4, Tel. 0361-7462048

In der Schweiz:
DORF-LÄDELI, CH-8863 Buttikon, Kantonsstr. 49, Tel. 055-4441854.
*DROGERIE IM DREIANGEL, CH-3552 Bärau, Bäraustr. 45, Tel./Fax 034-4021565.
*INTERWEGA Handels GmbH, CH-8863 Buttikon, Kantonsstr. 49, Tel. 055-4441854, Fax 055-4442477.

In Österreich:
ART OF BEAUTY, Kosmetik Selbermachen, A-4600 Wels, Trauseneggerdamm 20, Tel./Fax 07242-57226.
*CREATIV-COSMETIK, A-5020 Salzburg, Ganshofstr. 8, Tel. 0662-848802, Fax 0662-848803.

Die mit * gekennzeichneten Firmen betreiben auch Versandhandel.

Hinweis:
Autoren und Verlag bemühen sich, in diesem Verzeichnis nur Firmen zu nennen, die hinsichtlich der Substanzen und Preise zuverlässig und günstig sind. Trotzdem kann eine Gewährleistung von Autoren und Verlag nicht übernommen werden. Irgendwelche Formen von gesellschaftsrechtlicher Verbindung, Beteiligung und/oder Abhängigkeit zwischen Autoren und Verlag einerseits und den hier aufgeführten Firmen andererseits existieren nicht.

Viele der beschriebenen Pilzprodukte können Sie auch über Apotheken, Reformhäuser oder Bioläden beziehen. Fragen Sie nach!

Sie können die beschriebenen Produkte auch direkt bei den folgenden Firmen beziehen:
(Die folgende Liste erhebt keinen Anspruch auf Vollständigkeit)

GAMU GmbH, Institut für Pilzforschung, Hüttenallee 241, 47800 Krefeld, Tel.: 02151-58940, Fax: 02151-589435, e-mail: info@gamu.de
Lieferprogramm: Pilzteezubereitungen, Pilztabletten mit Vitaminzusatz, Pilzextrakte in Kapseln sowie Pilzbrut für die Heimkultur aller gängigen Pilzarten

Firma Hawlik Euro-Pilzbrut GmbH, Ölschlägerweg 8, 82062 Großdingharting, Tel.: 08170-651, Fax: 08170-220, e-mail: hawlik.info@euro-pilz.de
Lieferprogramm: Pilzteezubereitungen, Pilztabletten mit Vitaminzusatz, Pilzextrakte in Kapseln sowie Pilzbrut für die Heimkultur aller gängigen Pilzarten

Zentrum für Naturheilverfahren, Meesmannstrasse 72, 58456 Witten-Herbede, Tel.: 02302-72219, Fax: 02302-79782,
e-mail: Naturheilzentrum.Berg@t-online.de
Lieferprogramm: Pilzteezubereitungen, Pilztabletten mit Vitaminzusatz, Pilzextrakte in Kapseln sowie die Durchführung von Pilztherapien (Mykotherapie)

MykoVital Heilpilz GmbH, Talweg 2, 63694 Limeshain, Tel.: 06047-7073, Fax: 06047-6920, e-mail: info@mykovital.de
Lieferprogramm: Pulver verschiedener Pilze in Kapseln

M & S Natur Produkte, Trierer Str. 2 a, 66333 Völklingen, Tel.: 06898-26993, Fax: 06898-28472, e-mail: jojoba@jojoba.de
Lieferprogramm: Naturprodukte, unter anderen Shii-take Pulver in Kapseln

Weitere Titel aus der Hobbythek-Reihe –

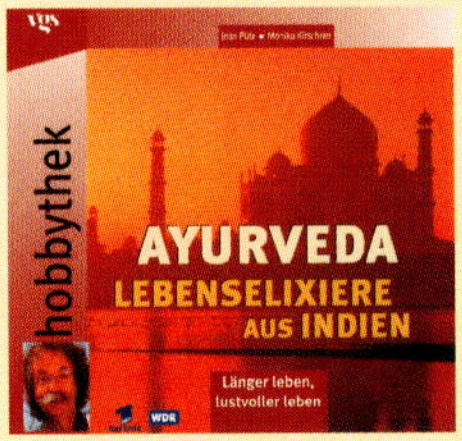

Jean Pütz/Monika Kirschner
LEBENSELIXIERE
AUS INDIEN
Ayurveda
ISBN 3-8025-6221-6

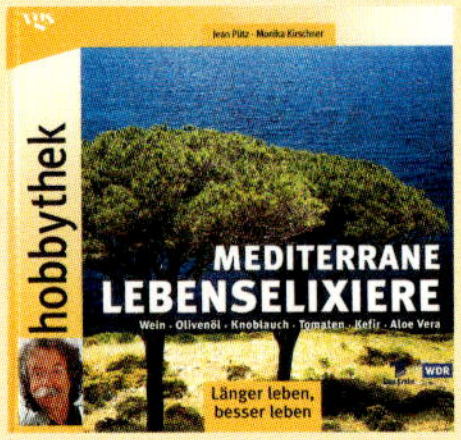

Jean Pütz/Monika Kirschner
MEDITERRANE
LEBENSELIXIERE
Wein, Olivenöl, Knoblauch,
Tomaten, Kefir, Aloe Vera
ISBN 3-8025-6219-4

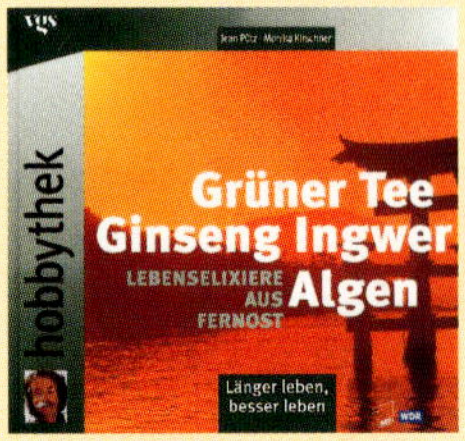

Jean Pütz/Monika Kirschner
LEBENSELIXIERE
AUS FERNOST
Grüner Tee, Ginseng,
Ingwer, Algen
ISBN 3-8025-6208-9

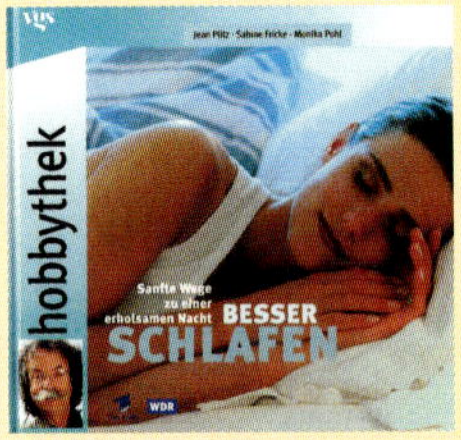

Jean Pütz/Sabine Fricke/
Monika Pohl
BESSER SCHLAFEN
Sanfte Wege zu einer
erholsamen Nacht
ISBN 3-8025-6222-4

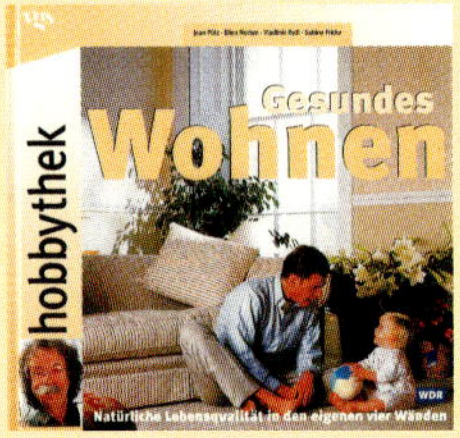

Jean Pütz/Ellen Norten/
Sabine Fricke/Vladimir Rydl
GESUNDES WOHNEN
Natürliche Lebensqualität
in den eigenen vier Wänden
ISBN 3-8025-6220-8

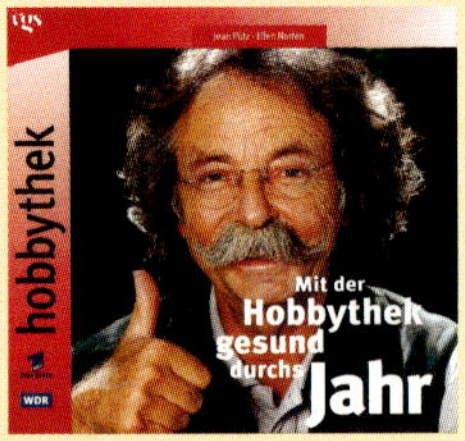

Jean Pütz/Ellen Norten
MIT DER HOBBYTHEK
GESUND DURCHS JAHR
ISBN 3-8025-6218-6

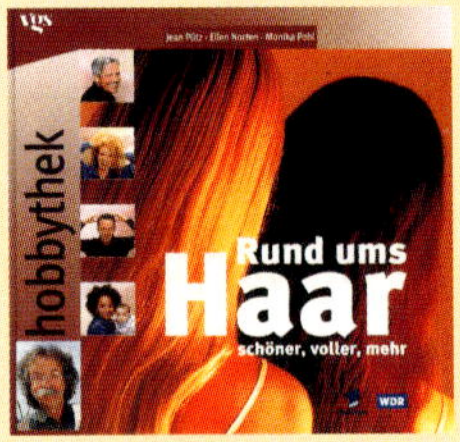

Jean Pütz/Ellen Norten/
Monika Pohl
RUND UMS HAAR
schöner, voller, mehr
ISBN 3-8025-6216-X

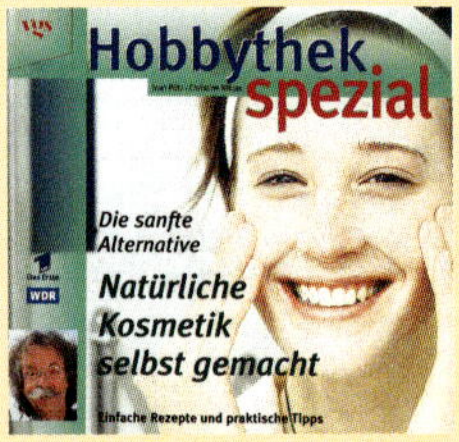

Jean Pütz/Christine Niklas
NATÜRLICHE KOSMETIK
SELBST GEMACHT
Einfache Rezepte
und praktische Tipps
ISBN 3-8025-1444-0

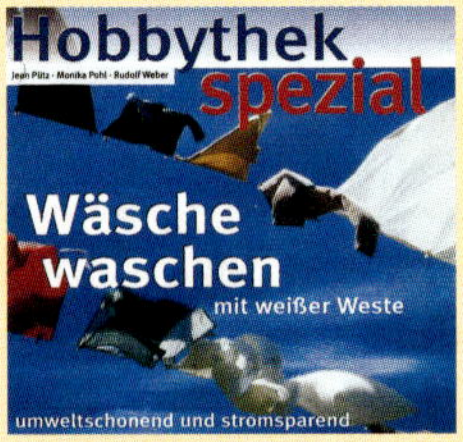

Jean Pütz/Monika Pohl/
Rudolf Weber
WÄSCHE WASCHEN
MIT WEISSER WESTE
umweltschonend
und stromsparend
ISBN 3-8025-1423-8

konkret, praktisch und aktuell

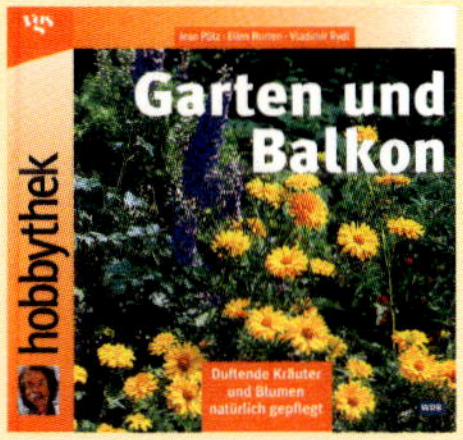

Jean Pütz/Ellen Norten/Vladimir Rydl
GARTEN UND BALKON
Duftende Kräuter und Blumen natürlich gepflegt
ISBN 3-8025-6200-3

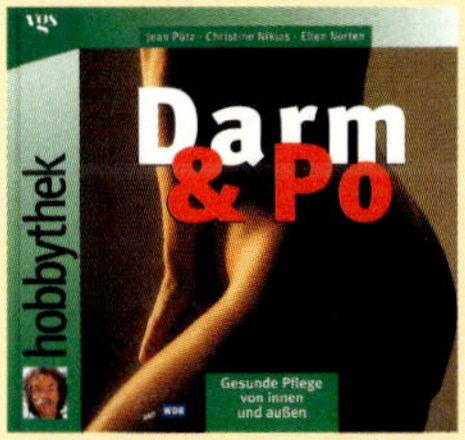

Jean Pütz/Christine Niklas/Ellen Norten
DARM & PO
Gesunde Pflege von innen und außen
ISBN 3-8025-6201-1

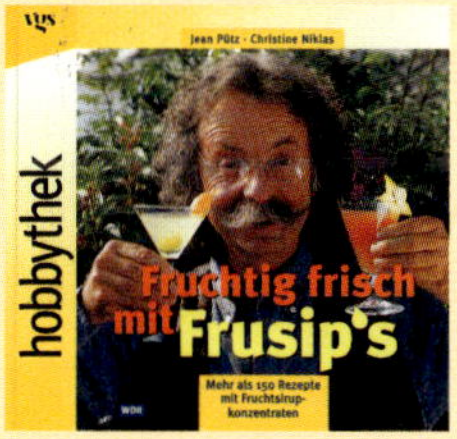

Jean Pütz/Christine Niklas
FRUCHTIG FRISCH MIT FRUSIP'S
Mehr als 150 Rezepte mit Fruchtsirupkonzentraten
ISBN 3-8025-6206-2

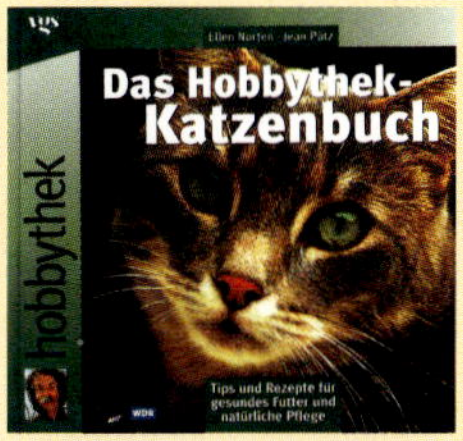

Jean Pütz/Ellen Norten
DAS HOBBYTHEK-KATZENBUCH
Tips und Rezepte für gesundes Futter und natürliche Pflege
ISBN 3-8025-6207-0

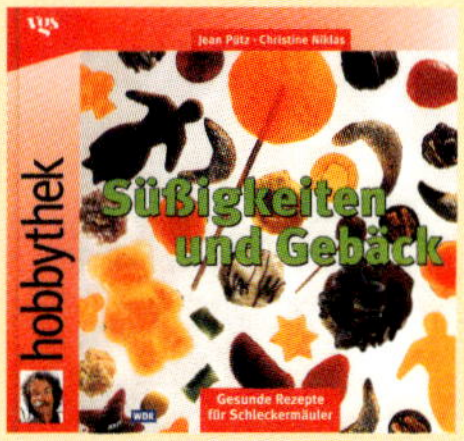

Jean Pütz/Christine Niklas
SÜSSIGKEITEN UND GEBÄCK
Gesunde Rezepte für Schleckermäuler
ISBN 3-8025-6205-4

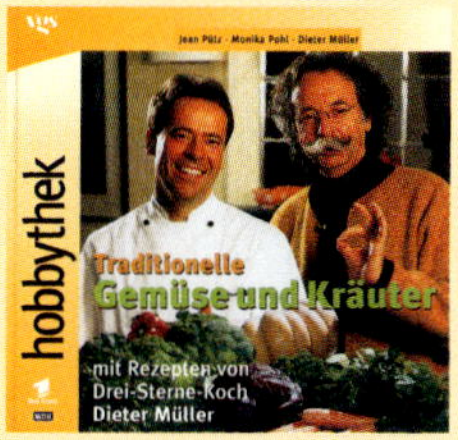

Jean Pütz/Monika Pohl/Dieter Müller
TRADITIONELLE GEMÜSE UND KRÄUTER
Mit Rezepten von Drei-Sterne-Koch Dieter Müller
ISBN 3-8025-6210-0

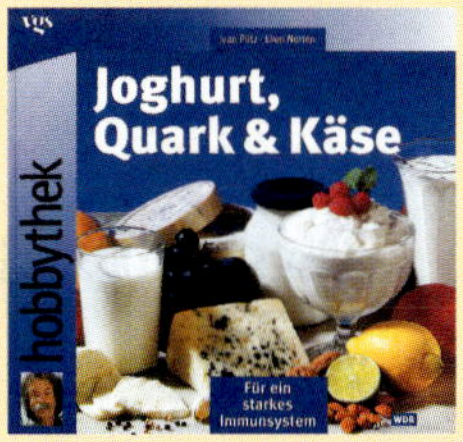

Jean Pütz/Ellen Norten
JOGHURT, QUARK & KÄSE
Für ein starkes Immunsystem
ISBN 3-8025-6213-5

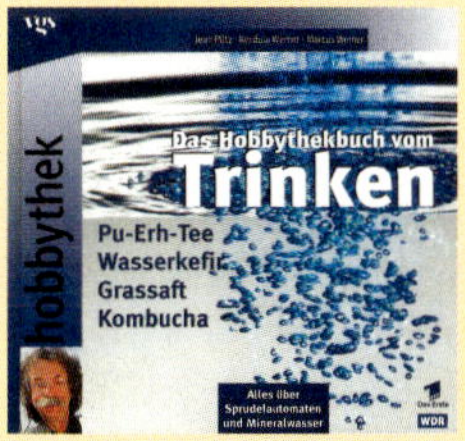

Jean Pütz/Kordula Werner/Marcus Werner
DAS HOBBYTHEKBUCH VOM TRINKEN
Pu-Erh-Tee/Wasserkefir/Grassaft/Kombucha
ISBN 3-8025-6217-8

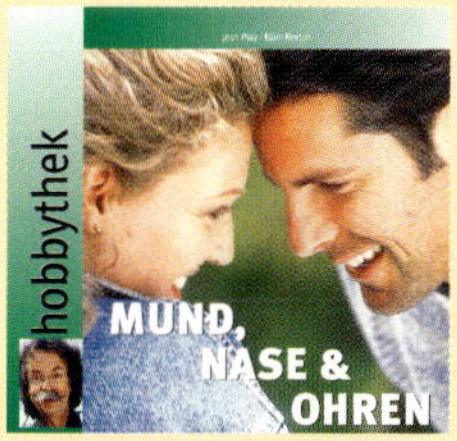

Jean Pütz/Ellen Norten
MUND, NASE & OHREN
ISBN 3-8025-6223-2

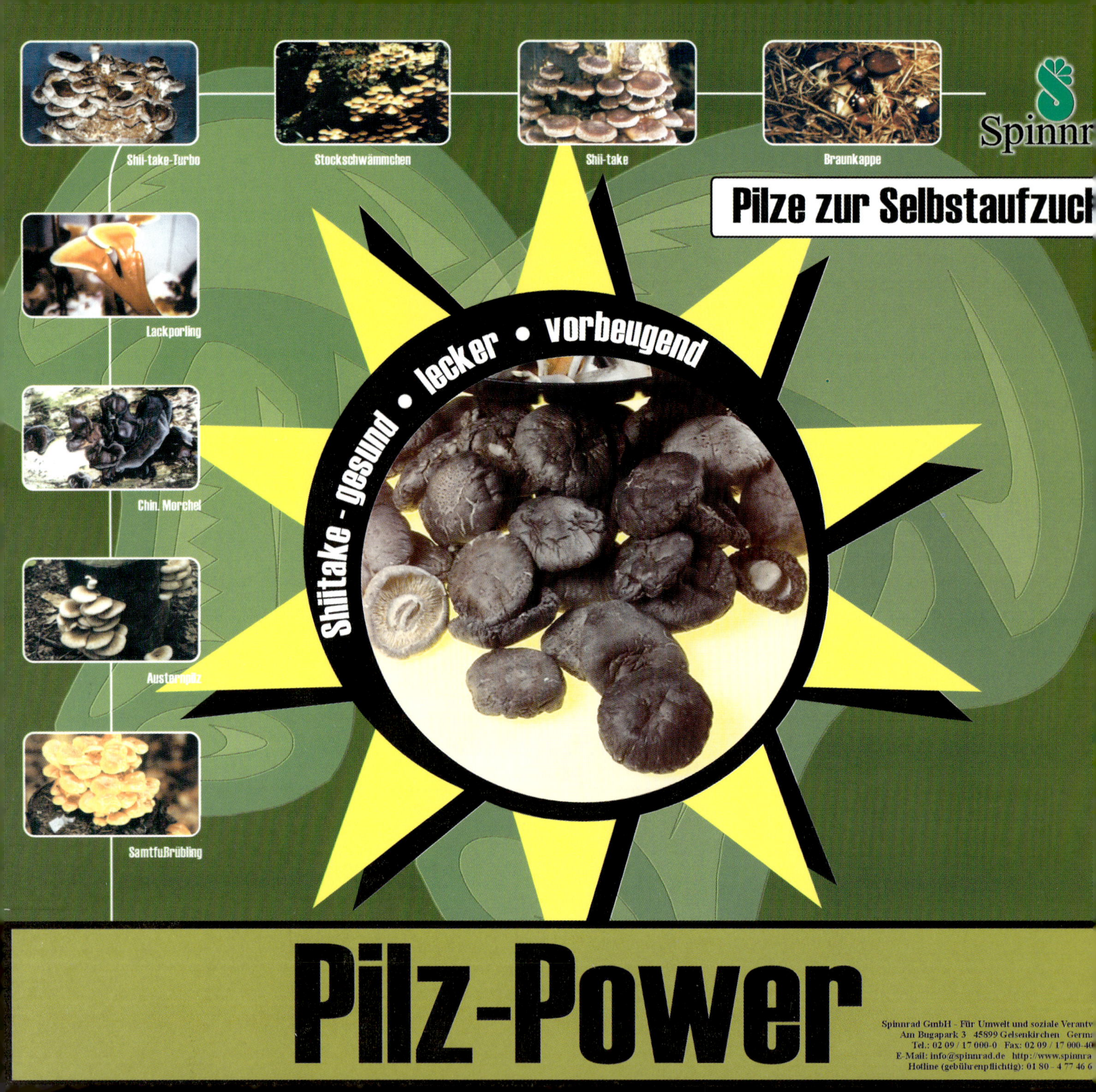
Shii-take-Turbo
Stockschwämmchen
Shii-take
Braunkappe
Spinnr
Pilze zur Selbstaufzuc
Lackporling
Chin. Morchel
Austernpilz
Samtfußrübling
Shiitake - gesund • lecker • vorbeugend
Pilz-Power
Spinnrad GmbH - Für Umwelt und soziale Verantv
Am Bugapark 3 45899 Gelsenkirchen Germ
Tel.: 02 09 / 17 000-0 Fax: 02 09 / 17 000-40
E-Mail: info@spinnrad.de http://www.spinnra
Hotline (gebührenpflichtig): 01 80 - 4 77 46 6